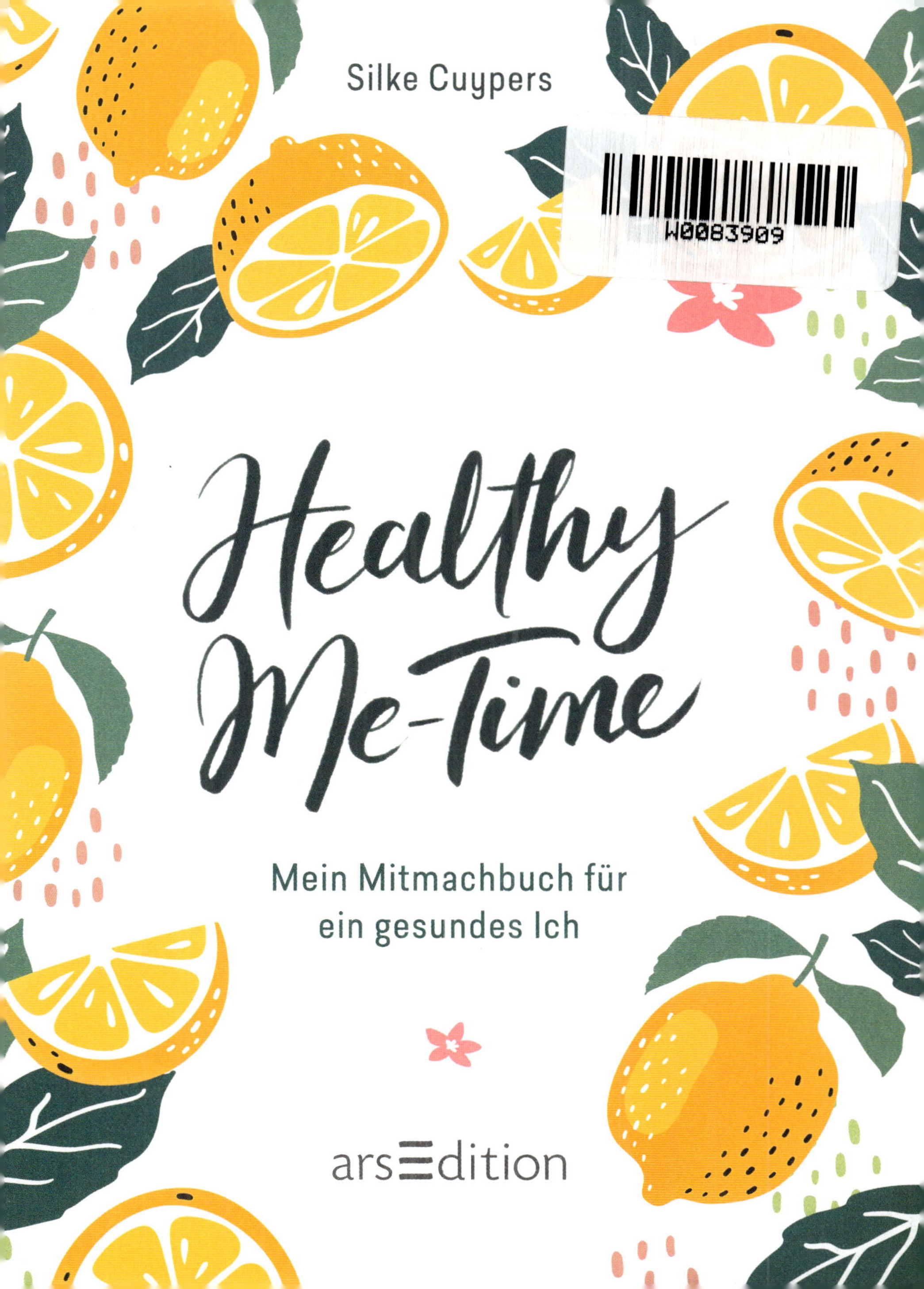

Silke Cuypers
Healthy Me-Time
Mein Mitmachbuch für ein gesundes Ich
arsEdition

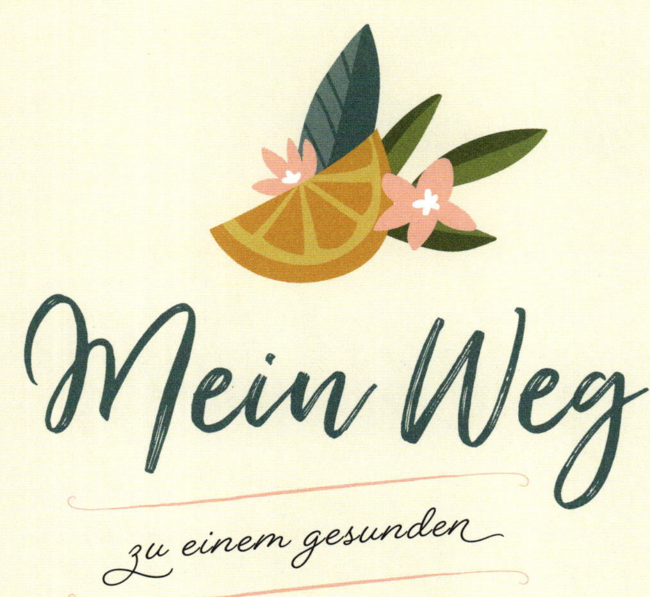

Mein Weg

zu einem gesunden

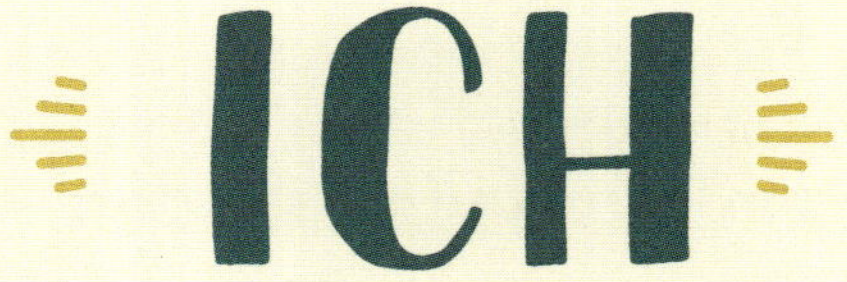

ICH

Wohlfühlen in unserem Körper und in unseren Gedanken – ein Gefühl, dem wir heute immer weniger Beachtung schenken. Vom Alltag gehetzt lassen wir uns treiben. Wir funktionieren und machen das, was Zeit spart. Zu häufig schnelles und ungesundes Essen, zu selten Bewegung, zu wenig Schlaf, dafür eine Extraportion Stress. Kein Wunder, dass wir manchmal das Gefühl für uns selber verlieren – für das, was uns guttut, und für das, was wir wirklich brauchen.

Alles beginnt mit Momenten der achtsamen Wahrnehmung, in denen wir bewusst in uns hineinfühlen und uns dafür entscheiden, einen gesünderen Weg einzuschlagen. Es geht nicht um Perfektion oder 100 Prozent. Sondern um einen ersten Schritt. In den Bereichen unseres Lebens, die großen Einfluss darauf haben, wie es uns heute und morgen geht: Ernährung, Bewegung, Schlaf und unsere Gedanken und Gefühle. Nach und nach werden aus kleinen Veränderungen neue Gewohnheiten. Dieses Buch möchte dein kleiner Begleiter im Alltag sein, der dich mit viel Inspiration unterstützt, dem du deine neuen Erfahrungen anvertrauen kannst und der dir den Weg zu deinem gesunden Ich zeigt.

Deine dauerhafte Motivation? Neben außerordentlich positiven Auswirkungen auf deine Gesundheit wirst du mit Sofort-Ergebnissen belohnt: jeden Tag ein bisschen mehr Leichtigkeit, Energie, Lebensfreude und Dankbarkeit. Oder anders gesagt: mehr und mehr Wohlfühlmomente, die deinen Körper, deinen Geist und dein Leben bereichern.

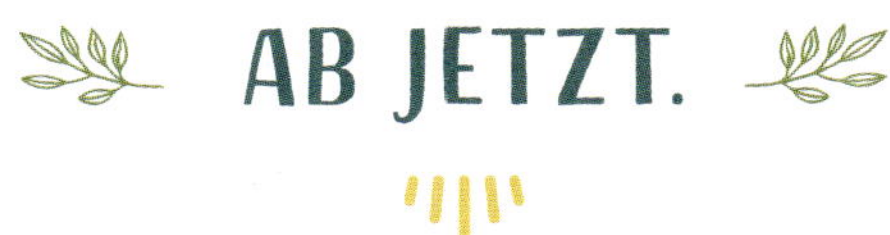

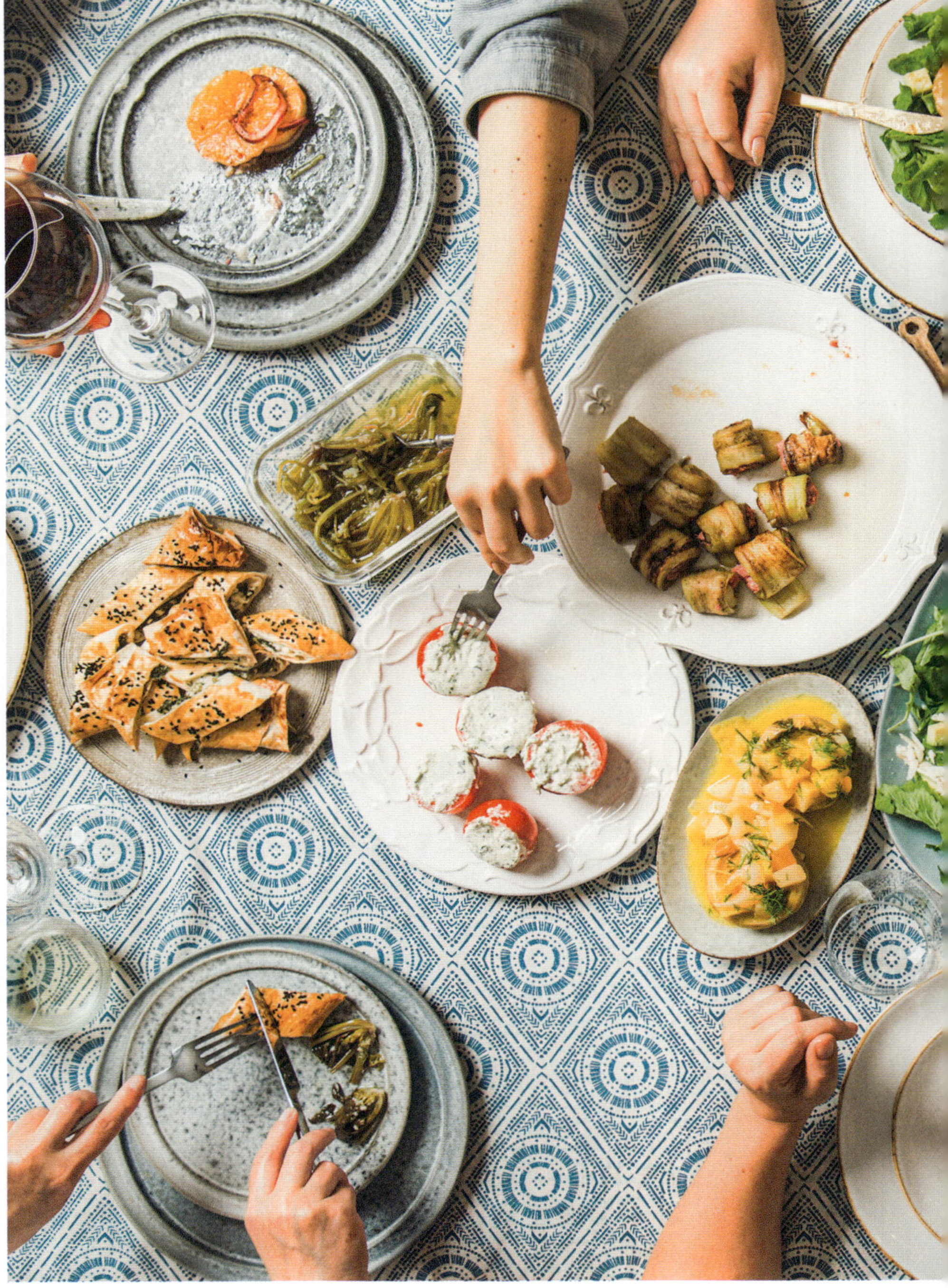

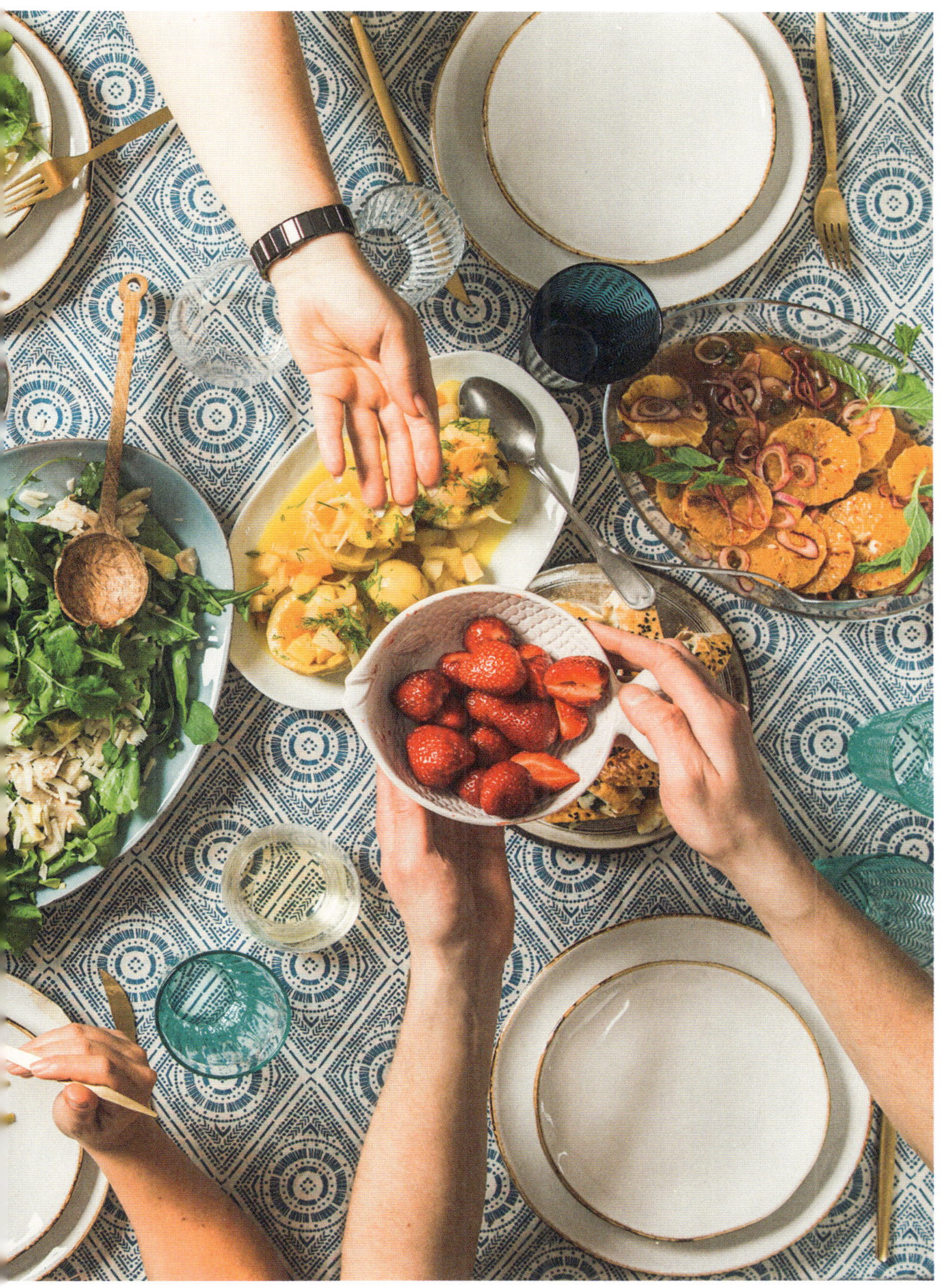

Mein Start

BODY-CHECK

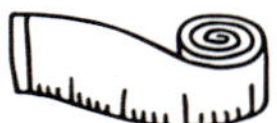

Gewicht: .... kg

Oberarm: .... cm

Bauch: .... cm

Hüfte: .... cm

Oberschenkel: .... cm

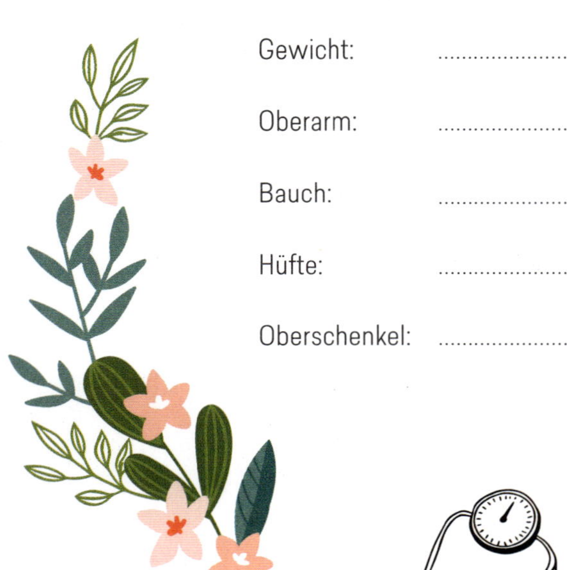

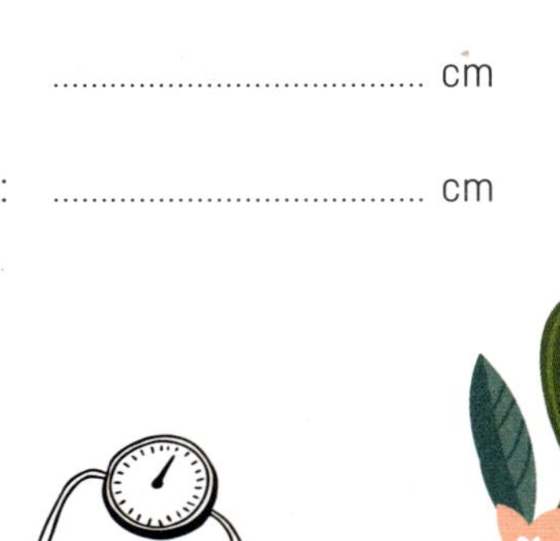

Mein Ziel

DAS MÖCHTE ICH ERREICHEN…

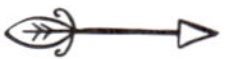

- ○ Mich wohlfühlen in meinem Körper: gesünder ernähren
- ○ Im Fluss bleiben: mindestens zwei Liter täglich trinken
- ○ In Bewegung sein: Freude an Sport und Aktivität finden
- ○ Gedanken weiterziehen lassen: regelmäßig meditieren
- ○ Zur Ruhe kommen: ausreichend schlafen
- ○ Dankbar sein: für das kleine Glück des Augenblicks

○ ....

○ ....

○ ....

○ ....

○ ....

○ ....

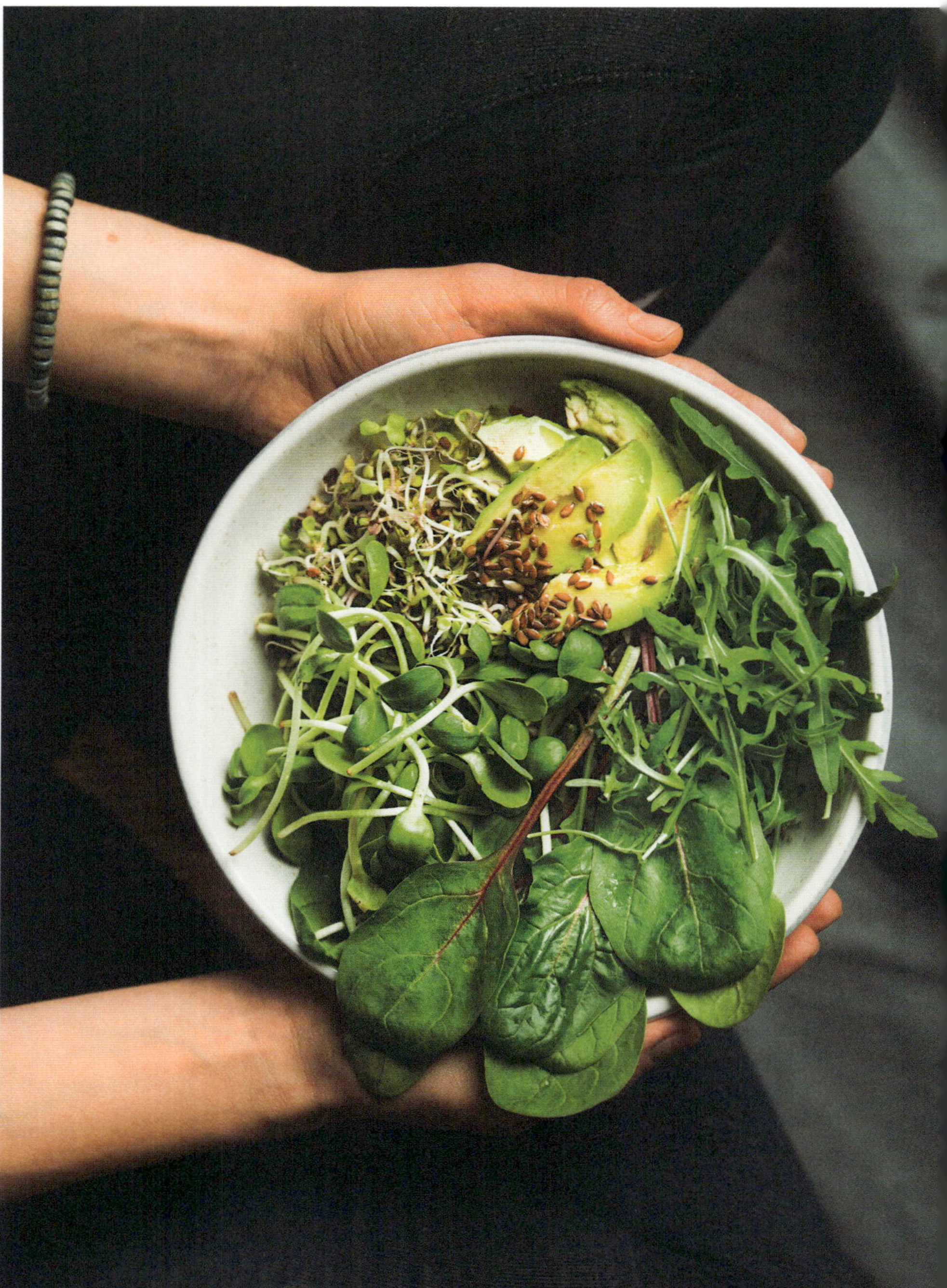

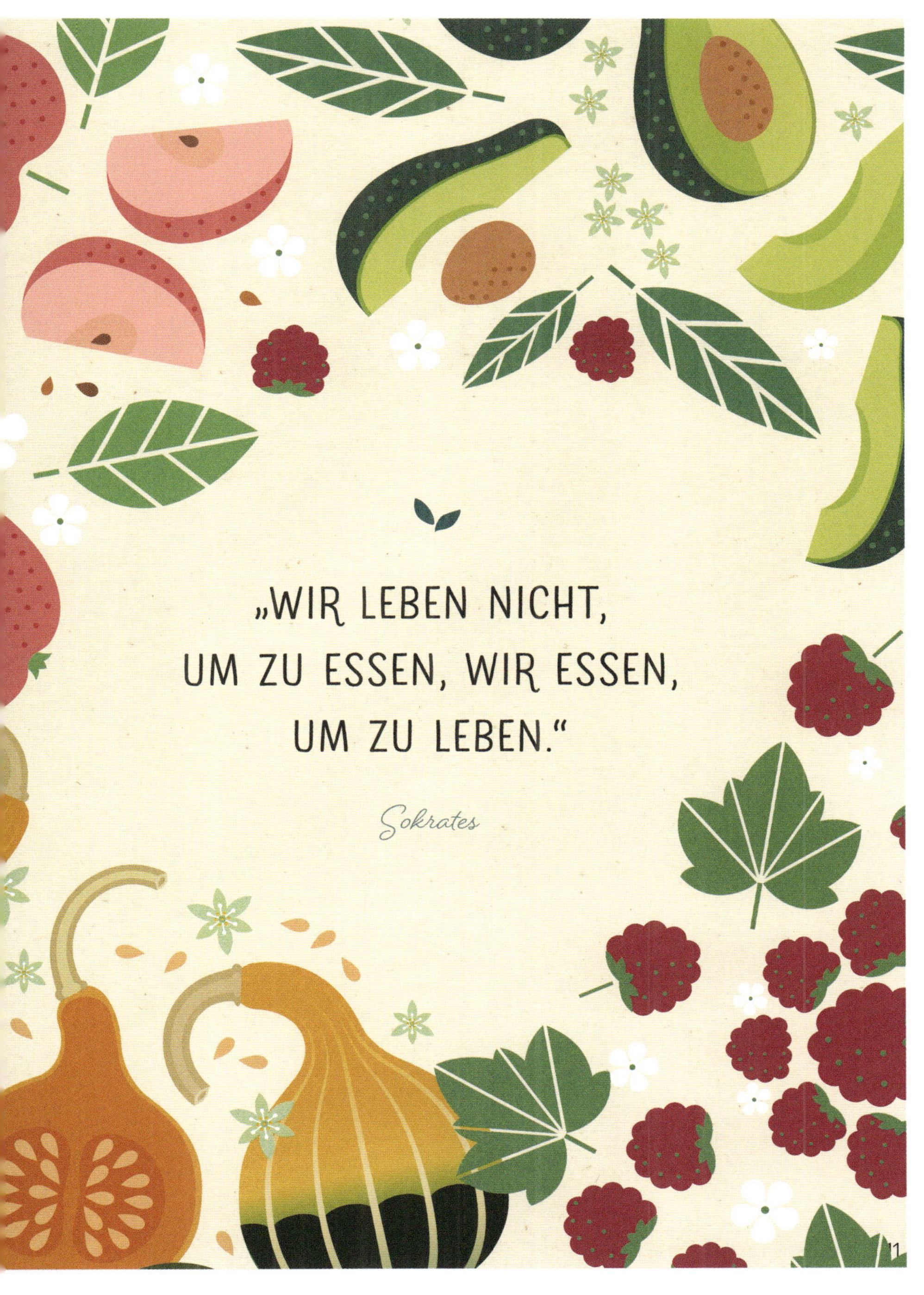

„WIR LEBEN NICHT,
UM ZU ESSEN, WIR ESSEN,
UM ZU LEBEN."

Sokrates

Gesund durchs Jahr

Grundsätzlich benötigt unser Körper das ganze Jahr über ausreichend Vitalstoffe, d. h. Vitamine, Mineralstoffe, Spurenelemente und sekundäre Pflanzenstoffe in Form einer frischen, möglichst unverarbeiteten und abwechslungsreichen Ernährung. Je nach Jahreszeit ist unser Körper aber anderen Herausforderungen ausgesetzt. So stellen z. B. unterschiedliche Temperaturen unser Immunsystem besonders auf die Probe. Mit der richtigen Ernährung kann man seinen Körper frühzeitig unterstützen und die körpereigenen Abwehrkräfte stärken.

Regional angebautes und saisonal verfügbares Obst und Gemüse ist besonders empfehlenswert. Unnötige Umweltbelastungen werden vermieden, es ist häufig preiswerter als Importware und es schmeckt „echter". Die Natur weiß einfach, was gut für uns ist. Nie gab es so vielfältige Möglichkeiten, regionales Obst und Gemüse zu beziehen, wie heute. Wer keinen eigenen Garten oder Balkon besitzt, kann einen Gemüsegarten mieten und bewirtschaften. In vielen Regionen gibt es kleine Ackerflächen, auf denen man beliebig Gemüse, Salat, Kräuter & Co. anbauen und ganzjährig ernten kann.

Healthy Food Ranking

TOP 10 DER GESÜNDESTEN OBST- UND GEMÜSESORTEN:

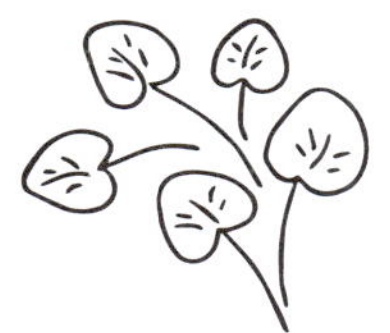

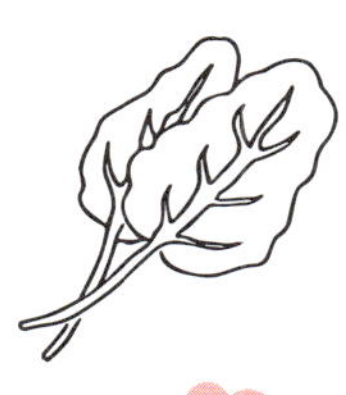

1. Brunnenkresse
2. Chinakohl
3. Mangold
4. Rote-Bete-Grün
5. Spinat
6. Chicorée
7. Blattsalat
8. Petersilie
9. Romanasalat
10. Kohlblätter

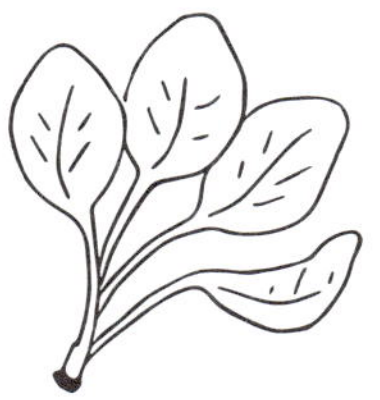

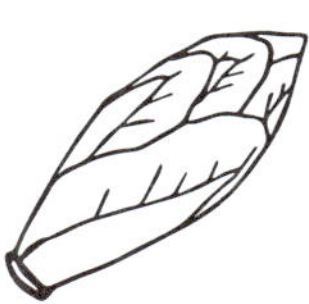
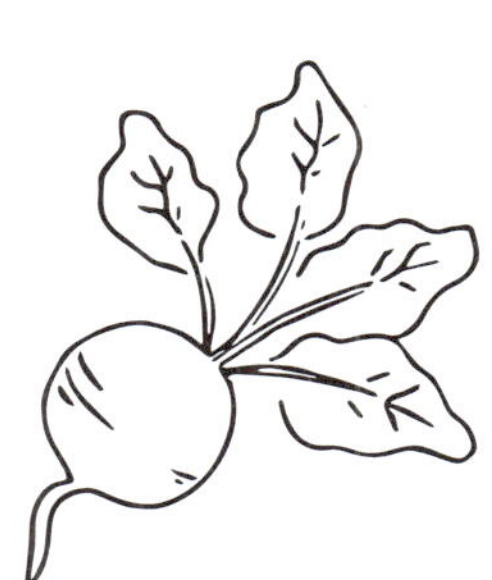

Quelle: William Paterson University Study „Defining Powerhouse Fruits and Vegetables: A Nutrient Density Approach"

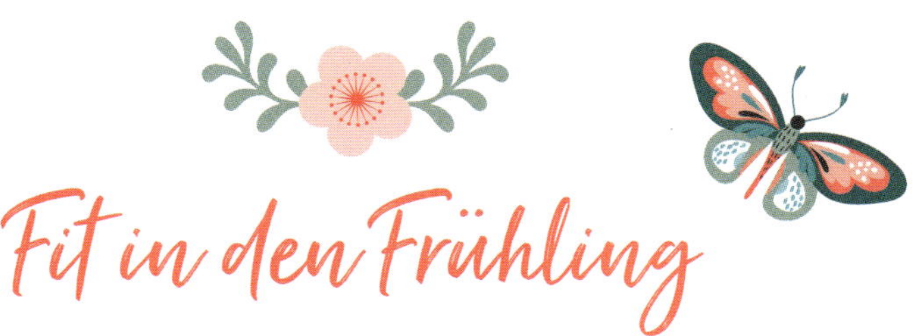

Fit in den Frühling

Die Natur erwacht, die Temperaturen werden milder und das Sonnenlicht lässt unsere Stimmung aufblühen. Endlich wieder Zeit für alles, was draußen stattfindet. Doch warum fühlen sich gerade jetzt viele Menschen schlapp?

Das Licht beeinflusst unseren Hormonhaushalt. Das „Schlafhormon" Melatonin und das „Glückshormon" Serotonin müssen ein neues Gleichgewicht zueinander finden, was dazu führt, dass wir uns häufig müde und energielos fühlen oder an Kreislaufproblemen sowie Kopfschmerzen leiden. Doch bereits nach wenigen Wochen ist dieser natürliche Prozess vorüber und der Hormonhaushalt wieder in Balance.

Hilfreich ist viel Bewegung an der frischen Luft und eine gesunde, vitalstoffreiche Ernährung mit viel frischem Obst und Gemüse sowie ausreichend Flüssigkeit. Nach den Wintermonaten sind unsere Vitamin- und Mineralstoffreserven häufig erschöpft. Also „tschüss", deftiges warmes Winteressen, und „hallo", leichtere frische Mahlzeiten! Los geht's im Frühjahr mit verschiedenen Salatsorten, Spargel, Rhabarber, Kohlrabi und Radieschen.

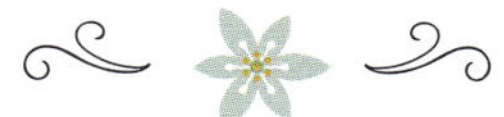

DIESE VITAMINE SIND JETZT FÜR UNSEREN KÖRPER BESONDERS WICHTIG

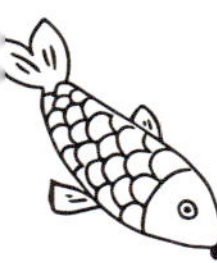

Vitamin A, auch „Augenvitamin" genannt, schützt auch unsere Haut in der Frühlingssonne gegen UV-Strahlen. Vitamin A ist ausschließlich in tierischen Produkten wie Fisch, Milch, Eigelb oder Butter enthalten. Pflanzen verfügen über Betacarotin, das Provitamin des Vitamins, aus dem der Körper selber Vitamin A herstellen kann. Besonders viel Betacarotin findet sich in Karotten, Süßkartoffeln und grünem Blattgemüse.

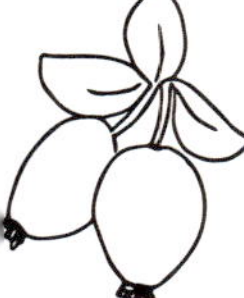

Vitamin C gehört zu den Antioxidantien, sorgt für ein starkes Immunsystem und fördert außerdem die Eisenaufnahme. Auch viele regionale Obst- und Gemüsesorten sowie Kräuter sind reich an Vitamin C: Hagebutten, Schwarze Johannisbeeren, Paprika, Rosenkohl, Brokkoli, Bärlauch und Petersilie. Tipp: Wenn die heimischen Sorten noch ein wenig auf sich warten lassen, ist die Tiefkühlvariante ohne Zusatzstoffe eine gesunde Alternative.

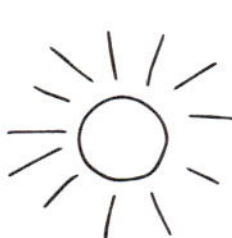
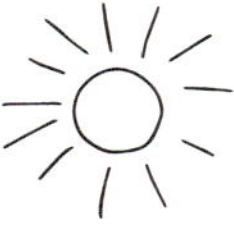

Vitamin D kann in unserer Haut selbst gebildet werden. Hierfür benötigen wir das Sonnenlicht vor allem aus den wärmeren Jahreszeiten wie Frühling und Sommer. Vitamin D ist wichtig für ein gesundes Immunsystem und mitverantwortlich für gesunde Knochen.

Erfrischt durch den Sommer

Sommersonne fühlen, barfuß am Strand laufen und die Sommerabende noch spät draußen verbringen. Licht, Sonne und Wärme schenken uns frische Energie, Unternehmungsdrang und machen das Leben ein wenig leichter. Auf der anderen Seite kann der Sommer für unseren Körper durch Hitze, Sonnenallergie oder Sonnenbrand auch zu einer echten Herausforderung werden. Wie reagiert unser Körper auf Sommerhitze? Unser Körper ist ein ausgeklügeltes Meisterwerk und mit einer Art eingebautem Kühlsystem ausgestattet. Bei hohen Temperaturen oder körperlicher Anstrengung schwitzen wir mehr. Der Schweiß verdunstet auf der Haut, was einen kühlenden Effekt verursacht. Wichtig ist, dass wir extraviel trinken und ausreichend Vitamine und Mineralstoffe zu uns nehmen, um unseren Körper zu unterstützen.

Wie sieht die richtige Ernährung im Sommer aus?

Bei heißen Temperaturen haben wir von Natur aus meist weniger Appetit und greifen automatisch zu Lebensmitteln mit einem hohen Wassergehalt wie Salat, Obst und Gemüse. Dies hilft, unseren Flüssigkeitshaushalt zu regulieren, und schenkt uns zusätzliche Vitalstoffe. Über die Sommermonate finden wir die meiste Auswahl an heimischen Sorten. Diese Vielfalt macht es uns leicht, den Körper mit den unterschiedlichsten Vitaminen, Mineralstoffen und sekundären Pflanzenstoffen zu versorgen.

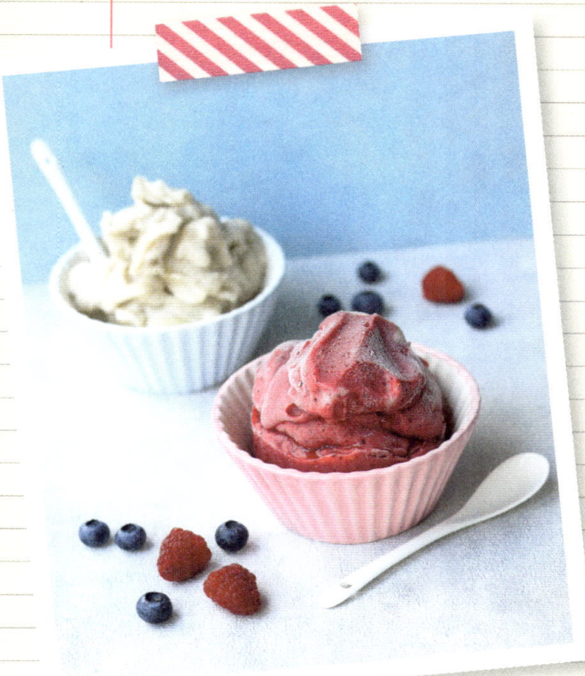

NICE CREAM

Eis darf im Sommer auf keinen Fall fehlen. Mit nur zwei bis drei Zutaten kann man „gesundes" Eis sehr einfach selber machen.

200 G GEFRORENE BANANEN (ALTERNATIV ANDERES GEFRORENES OBST WIE BEEREN ODER MANGO)

100 ML MANDELMILCH

TOPPING (OPTIONAL): FRISCHE FRÜCHTE

BANANEN UND MANDELMILCH IN EINEN HOCH-LEISTUNGSMIXER GEBEN UND CA. 1 MINUTE MIXEN.

WER ES SÜSSER MAG, GIBT ZUSÄTZLICH 1 EL MANDEL-MUS HINZU.

Fertig ist das gesunde Sommer-Eis!

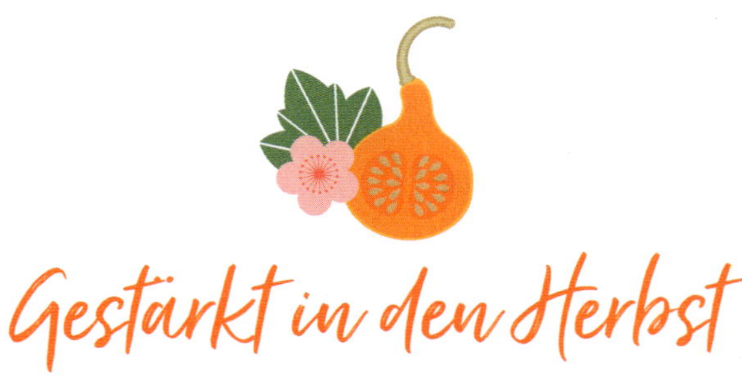

Gestärkt in den Herbst

Langsam verwandeln sich die Bäume und Blätter in eine einzigartige Farbenpracht. Die Tage werden kürzer, die Temperaturen kühler. Die Chance auf eine Erkältung ist in den kälteren und nassen Jahreszeiten besonders hoch: Bakterien und Viren haben Hochsaison. Wichtig ist jetzt, sein Immunsystem mit den richtigen Mikronährstoffen frühzeitig zu unterstützen und die körpereigenen Abwehrkräfte zu stärken.

Extrapower für dein Immunsystem

Vitamin C: Auch in den kühleren Monaten des Jahres können wir regionale Obst- und Gemüsesorten mit hohem Vitamin-C-Gehalt ernten. Zu den Spitzenreitern gehört die Hagebutte (1250 Milligramm Vitamin C pro 100 Gramm Hagebutten).

Zink: Das Spurenelement ist an vielen Stoffwechselvorgängen beteiligt und ist wichtig für ein starkes Immunsystem. Größere Mengen Zink sind in tierischen Lebensmitteln enthalten. Darüber hinaus auch in Kürbiskernen, Haferflocken, Nüssen oder Hülsenfrüchten.

Eisen: Steigert die Widerstandskraft gegen Krankheiten und dient dem Sauerstofftransport. Viel Eisen ist in Fleisch enthalten, aber auch in Pflanzen wie grünem Blattgemüse, Kräutern, Nüssen, (Pseudo-)Getreide und Hülsenfrüchten.

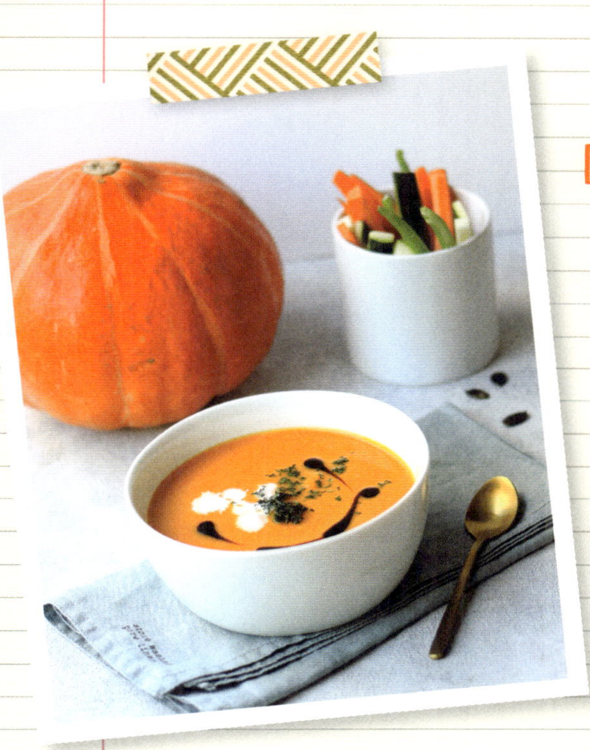

KÜRBISSUPPE

1 HOKKAIDO-KÜRBIS
1 ZWIEBEL
CA. 1 L GEMÜSEBRÜHE
1 KLEINES STÜCK INGWER
1 TL CURRY
1 TL CUMIN (KREUZKÜMMEL)
1 EL KOKOSBLÜTENZUCKER
200 ML KOKOSMILCH
SALZ, PFEFFER

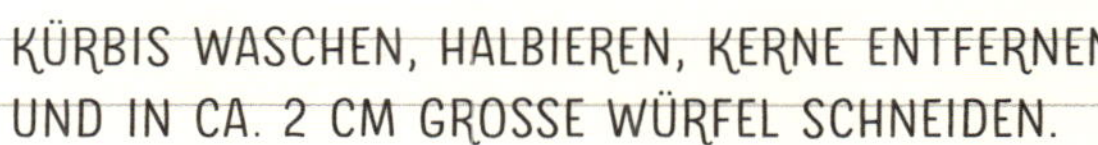
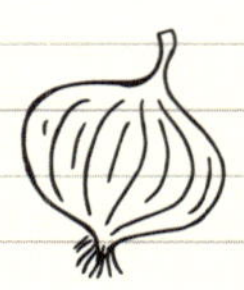
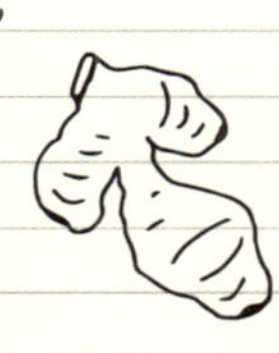

KÜRBIS WASCHEN, HALBIEREN, KERNE ENTFERNEN
UND IN CA. 2 CM GROSSE WÜRFEL SCHNEIDEN.

ZWIEBEL WÜRFELN, ANSCHWITZEN, KÜRBIS,
GEMÜSEBRÜHE, INGWER, CURRY, CUMIN, ZUCKER,
PFEFFER UND ½ TL SALZ DAZU GEBEN.

25–30 MINUTEN KÖCHELN LASSEN UND FEIN
PÜRIEREN, WENN DIE KÜRBISSCHALE WEICH IST.

KOKOSMILCH HINZUGEBEN UND MIT SALZ UND
PFEFFER ABSCHMECKEN.

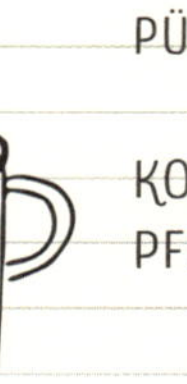
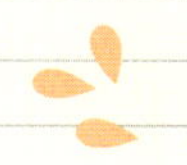

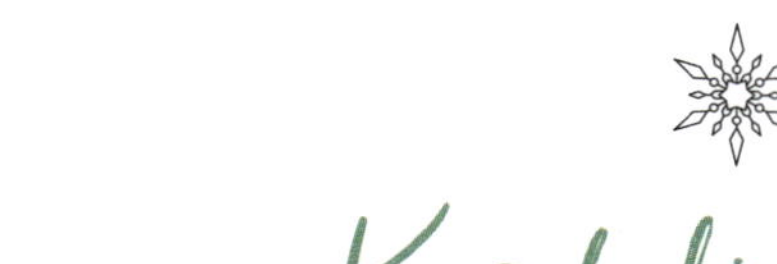

Kuschelig warm durch den Winter

Die Temperaturen werden frostig, der erste Schnee fällt. Zeit für gemütliche Momente zu Hause mit heißem Tee, Kerzen, Lesen und Couching deluxe ohne schlechtes Gewissen. In den Wintermonaten benötigt unser Immunsystem zusätzliche Unterstützung. Denn jetzt halten wir uns vermehrt in geschlossenen Räumen mit trockener Heizungsluft auf, die unsere Schleimhäute enorm belastet. Gesunde Ernährung ist jetzt besonders wichtig, ebenso wie ausreichend Bewegung und Schlaf, dafür weniger Stress.

So bleibst du auch in der kalten Jahreszeit gesund

1. Das Richtige essen

Ohne Gemüse und Obst läuft auch im Winter nichts. Sie versorgen uns mit reichlich Mikronährstoffen. Vor allem grünes Blattgrün wie Spinat, Romanasalat und Kohlarten wie Grünkohl, Brokkoli, Wirsing & Co.

2. One Green Smoothie a Day

Gerade im Winter ist das eine effiziente Form, große Mengen Blattgemüse zu sich zu nehmen. Salat hin oder her, aber wer will bzw. kann schon jeden Tag so viel Grünfutter essen? Außerdem kann der Körper das so zerkleinerte Blattgemüse sehr leicht verdauen.

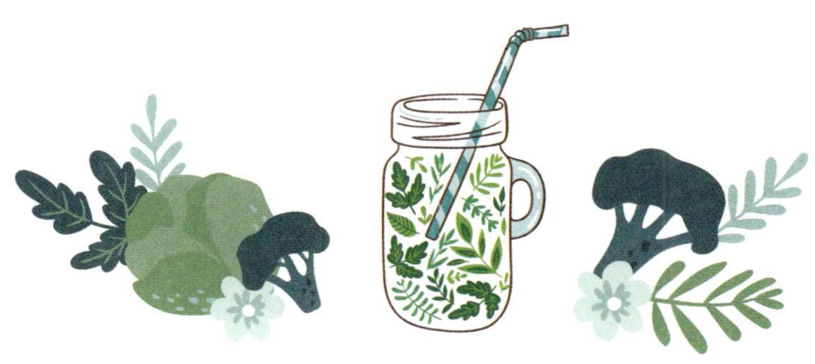

3. Sprossenkönig Brokkoli

Gerade Brokkolisprossen sind berühmt für ihren außergewöhnlichen Gehalt an Sulforaphan, einem sekundären Pflanzenstoff mit starker antioxidativer Wirkung. Im Vergleich zu Brokkoligemüse steckt in Brokkolisprossen etwa 10- bis 100-mal so viel Sulforaphan.

4. Öfter mal roh

Vitamine sind wie rohe Eier – sehr empfindlich in Bezug auf Licht, Sauerstoff und Hitze. Daher so viel Obst und Gemüse so oft wie möglich roh essen. Übrigens auch ein leckerer, schneller und gesunder Snack für unterwegs.

Und wenn's einen doch mal erwischt hat?

Ja, auch mit einer (überwiegend) guten Ernährung bleibt man manchmal nicht verschont. Während einer Erkältung fühlt man sich müde, schlapp und hat wenig Energie und Appetit. Gebt eurem Körper dann das, was er für eine Regeneration braucht: Ruhe, Schlaf und vor allem viel Flüssigkeit, um alle Giftstoffe möglichst schnell wieder loszuwerden.

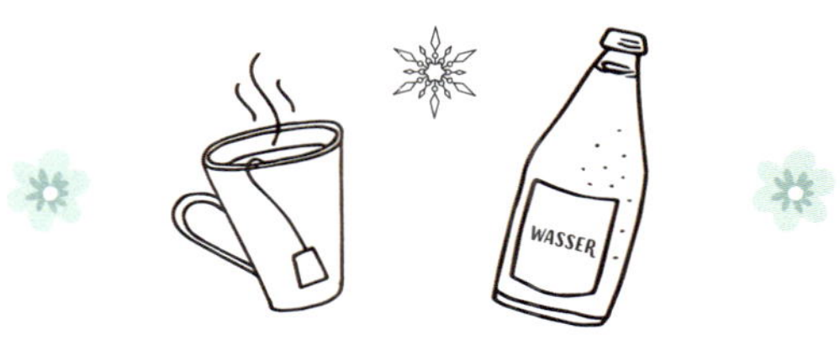

Saisonales Obst und Gemüse

JANUAR

Chicorée, Chinakohl, Feldsalat, Grünkohl, Knollensellerie,
Meerrettich, Petersilienwurzeln, Rosenkohl, Rote Bete, Rotkohl,
Schwarzwurzeln, Weißkohl, Wirsing

FEBRUAR

Chicorée, Chinakohl, Feldsalat, Knollensellerie, Meerrettich,
Petersilienwurzeln, Rote Bete, Rotkohl, Weißkohl, Wirsing

MÄRZ

Chicorée, Feldsalat, Knollensellerie, Rote Bete, Rotkohl,
Weißkohl, Wirsing

APRIL

Chicorée, Kohlrabi, Radieschen, Spargel, Spinat; Rhabarber

MAI

Chinakohl, Fenchel, Kohlrabi, Mangold, Radieschen, Rucola,
Spargel, Spinat, Spitzkohl; Erdbeeren, Pfirsiche, Rhabarber

JUNI

Blumenkohl, Brokkoli, Chinakohl, Eisbergsalat, Erbsen, Fenchel,
Gurken, Kartoffeln, Kohlrabi, Kopfsalat, Mangold, Möhren,
Radieschen, Rucola, Spargel, Zucchini; Aprikosen, Erdbeeren,
Heidelbeeren, Himbeeren, Johannisbeeren, Kirschen, Pfirsiche,
Pflaumen, Rhabarber, Stachelbeeren

JULI

Blumenkohl, Bohnen, Brokkoli, Eisbergsalat, Erbsen, Fenchel, Gurken, Kartoffeln, Kohlrabi, Kopfsalat, Mangold, Möhren, Radieschen, Rucola, Tomaten, Wirsing, Zucchini; Aprikosen, Brombeeren, Erdbeeren, Heidelbeeren, Himbeeren, Johannisbeeren, Kirschen, Stachelbeeren

AUGUST

Blumenkohl, Bohnen, Brokkoli, Eisbergsalat, Erbsen, Fenchel, Gurken, Kartoffeln, Kohlrabi, Kopfsalat, Mangold, Möhren, Paprika, Rucola, Tomaten, Zucchini; Äpfel, Aprikosen, Birnen, Brombeeren, Heidelbeeren, Himbeeren, Johannisbeeren, Kirschen, Pflaumen, Stachelbeeren

SEPTEMBER

Blumenkohl, Brokkoli, Eisbergsalat, Fenchel, Gurken, Kartoffeln, Kohlrabi, Kopfsalat, Kürbis, Mangold, Möhren, Paprika, Pastinake, Rosenkohl, Rote Bete, Rucola, Spinat, Tomaten; Äpfel, Aprikosen, Birnen, Brombeeren, Heidelbeeren, Kirschen, Pflaumen

OKTOBER

Blumenkohl, Brokkoli, Chicorée, Feldsalat, Fenchel, Gurken, Kartoffeln, Kohlrabi, Kürbis, Möhren, Paprika, Pastinake, Rosenkohl, Rote Bete, Rucola, Schwarzwurzeln, Spinat, Steckrüben, Weißkohl, Wirsing; Äpfel, Birnen

NOVEMBER

Chicorée, Feldsalat, Grünkohl, Kürbis, Rosenkohl, Rote Bete, Schwarzwurzeln, Steckrüben, Weißkohl, Wirsing

DEZEMBER

Chicorée, Feldsalat, Grünkohl, Rosenkohl, Rote Bete, Schwarzwurzeln, Steckrüben, Weißkohl, Wirsing

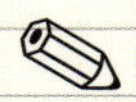

Meine Lieblingsrezepte

Meine gesunden Vorsätze für jede Jahreszeit

Jede neue Jahreszeit ist auch gleichzeitig ein Neuanfang. So wie sich die Natur regelmäßig verändert, können auch wir uns jederzeit neu erfinden und gesunde Gewohnheiten und Aktivitäten in unseren Alltag integrieren.

- Meine liebsten saisonalen Obst- und Gemüsesorten, die ich vermehrt in meinen Speiseplan einbauen möchte.

- So viele Portionen Obst und Gemüse möchte ich täglich essen.

- Das nehme ich mir vor (z. B. Gemüsebeet anlegen, Kräuter auf dem Balkon pflanzen, Sprossen auf der Fensterbank ziehen, neue Rezepte ausprobieren, regelmäßig an der frischen Luft spazieren gehen).

FRÜHLING

SOMMER

HERBST

WINTER

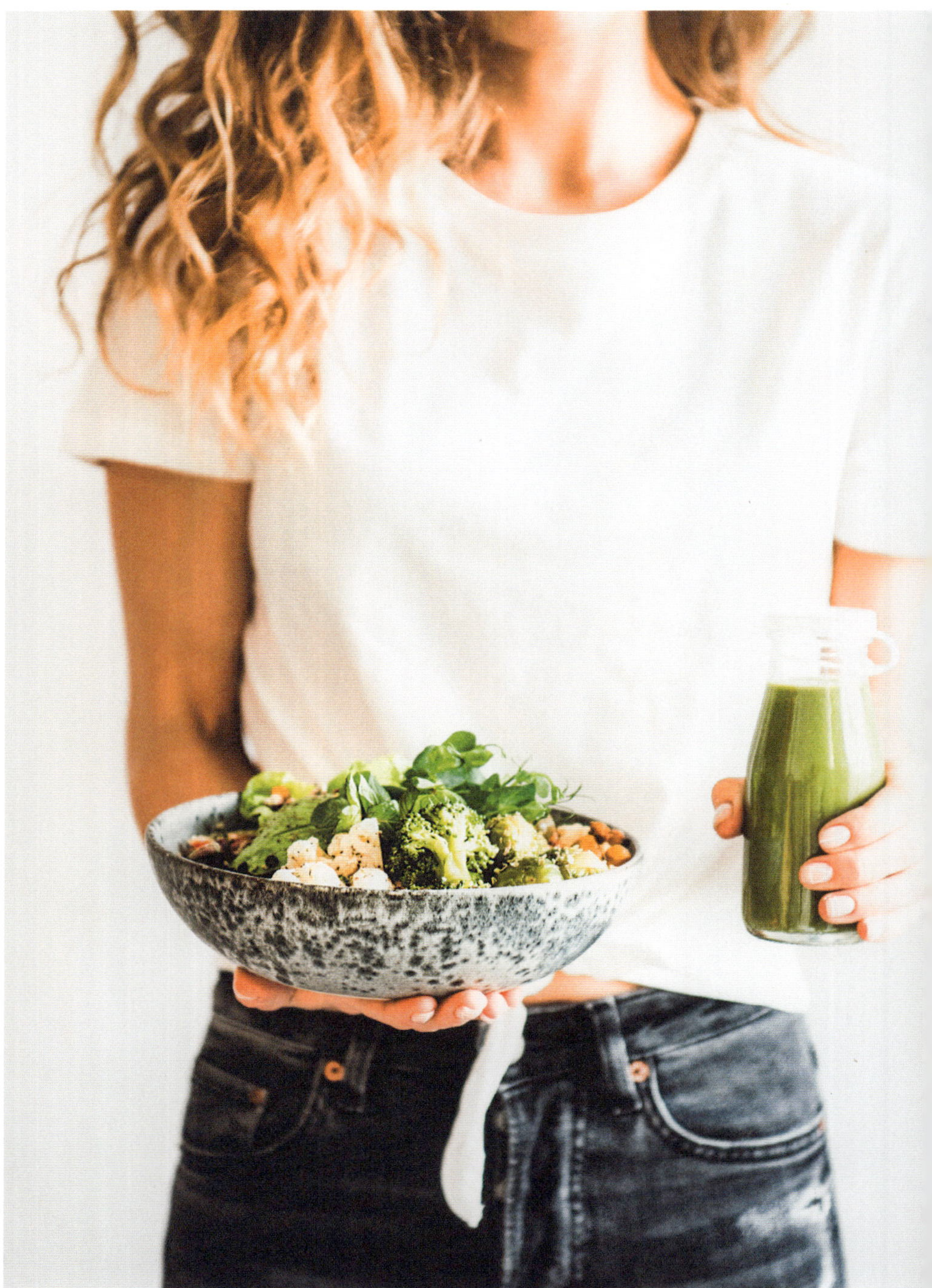

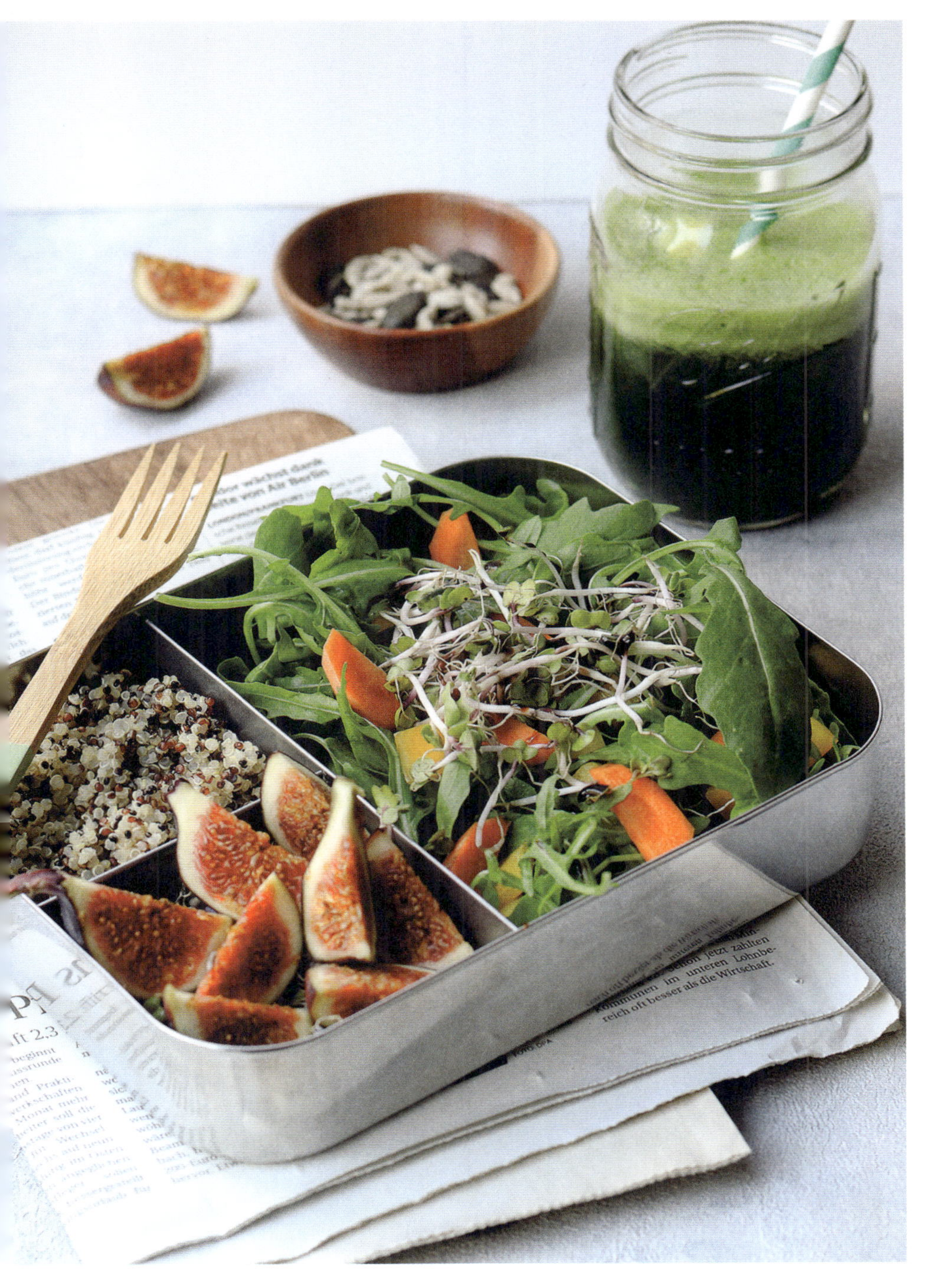

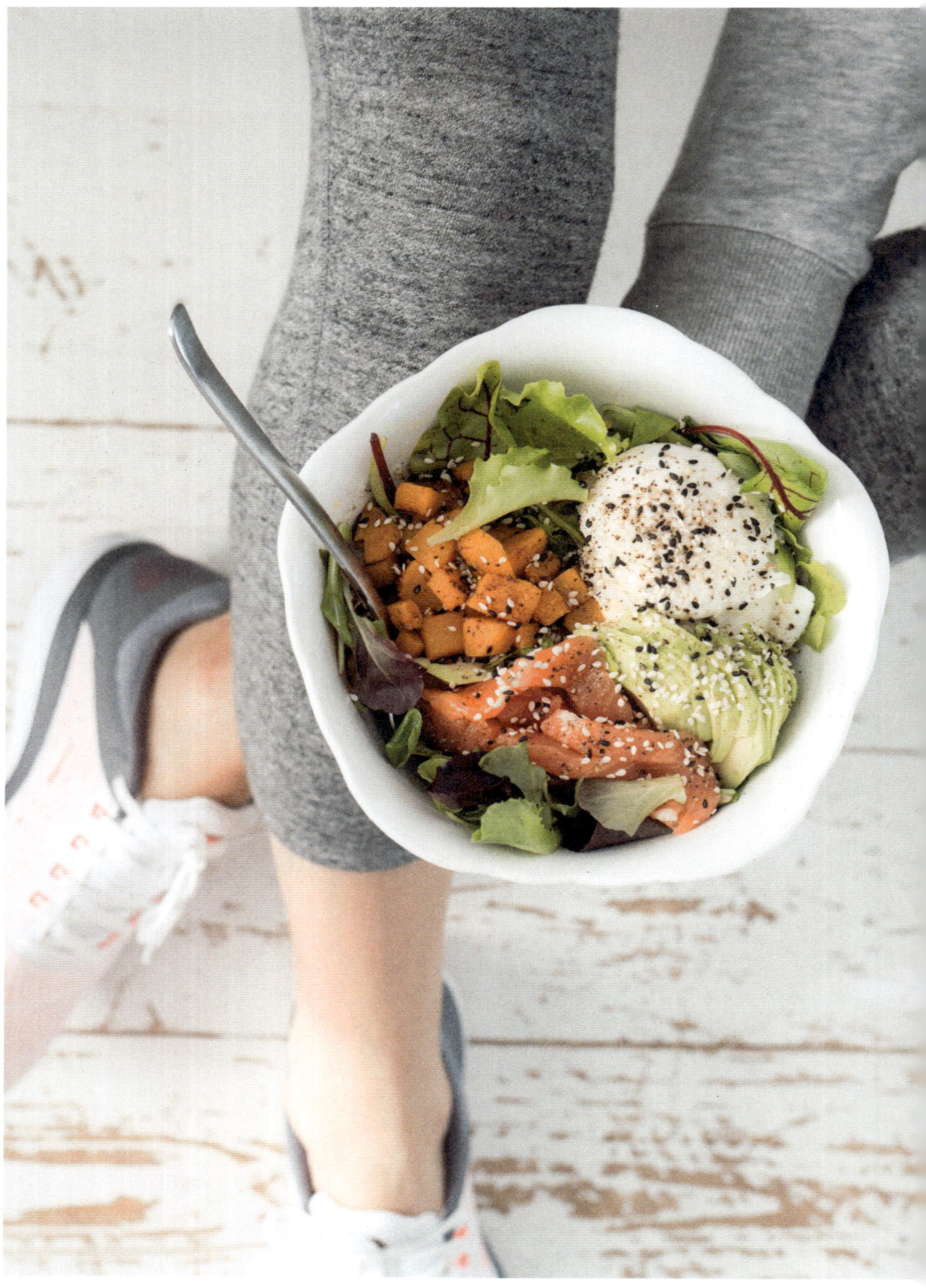

Welcher Ernährungstyp bist du?

Sättigung, Genuss, Seelentrost – die Gründe für unsere tägliche Nahrungsaufnahme sind vielfältig. Und unsere Ernährung ist so individuell wie unsere Lebensweise. Meist greifen wir zu dem, was uns schmeckt, was wir aus der Kindheit kennen oder unseren emotionalen Hunger vorübergehend stillt. Und oft fehlt uns im Alltag die Zeit, um selber gesund und ausgewogen zu kochen. Hinzu kommen Veränderungswünsche an unsere eigene Figur – „schnell noch die letzten Kilos vor dem Sommerurlaub verlieren oder wieder in unsere Lieblingsjeans hineinpassen …" Da kommen immer neue Diäten und Ernährungstrends gerade richtig. Doch wie soll man in diesem ganzen Ernährungsdschungel noch den Durchblick behalten und wissen, was richtig und vor allem gesund ist?

Fakt ist, unsere Ernährung hat großen Einfluss darauf, wie es uns geht. Ob wir gesund sind, werden und bleiben, wie viel Energie wir haben und wie wir uns fühlen. Du bist, was du isst! Es geht nicht darum, jeden Tag zu 100 Prozent alles „richtig" zu machen. Sondern vielmehr darum, seinen eigenen individuellen Weg zu finden, hin zu einem gesünderen Ich. Jede noch so kleine Veränderung ist ein Anfang: zum Beispiel zwei vegetarische Tage pro Woche oder der Start am Morgen mit einem gesunden Frühstück. Eine kleine Orientierung bieten die folgenden wichtigsten Ernährungsformen und -trends. Welche Ernährung passt zu dir?

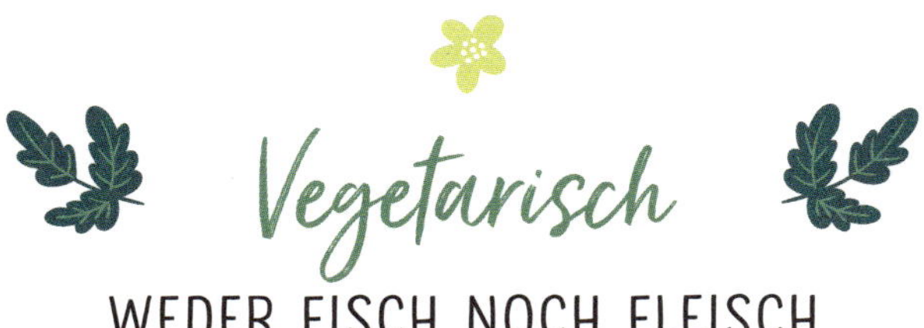

Vegetarisch

WEDER FISCH NOCH FLEISCH

Die vegetarische Ernährung basiert auf rein pflanzlichen Lebensmitteln sowie Produkten, die vom lebenden Tier stammen, wie Milch, Eier und Honig. Veggies verzichten auf Fisch und Fleisch sowie alle daraus hergestellten Produkte wie Gelatine oder Schmalz. Die Gründe für eine vegetarische Ernährungsweise sind vielfältig. Zu den Hauptmotivationen gehören gesundheitliche, ethische und ökologische Aspekte.

Für unsere Gesundheit: Eine pflanzliche Ernährung wirkt sich durch den hohen Anteil an frischen, vitalstoffreichen Lebensmitteln wie Gemüse und Obst insgesamt positiv auf Übergewicht, Bluthochdruck, Herz-Kreislauf-Krankheiten, Diabetes etc. aus.

Für unsere Tiere: Schon ein bewussterer Umgang mit diesem Thema und ein reduzierter Verzehr von tierischen Lebensmitteln und/oder ausschließlich aus biologischer Landwirtschaft ist ein erster Schritt.

Für unsere Umwelt: Die Fleischproduktion erfordert einen enormen Bedarf an Ressourcen. Außerdem entstehen durch eine Tierzucht Abfälle, die Wasser, Boden und Luft belasten. Nicht zuletzt wirkt sich die Fleischproduktion negativ auf unser Klima aus.

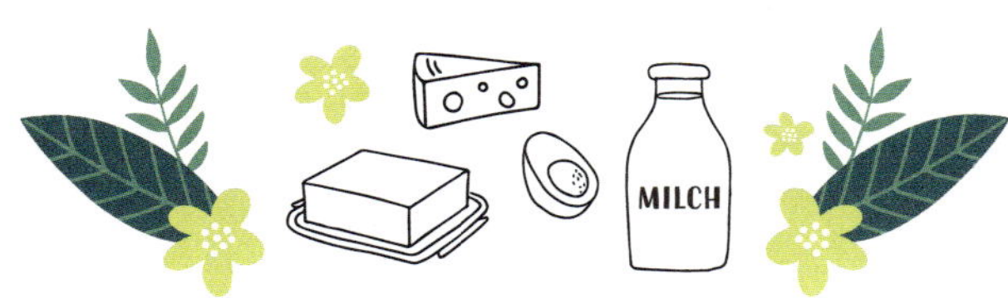

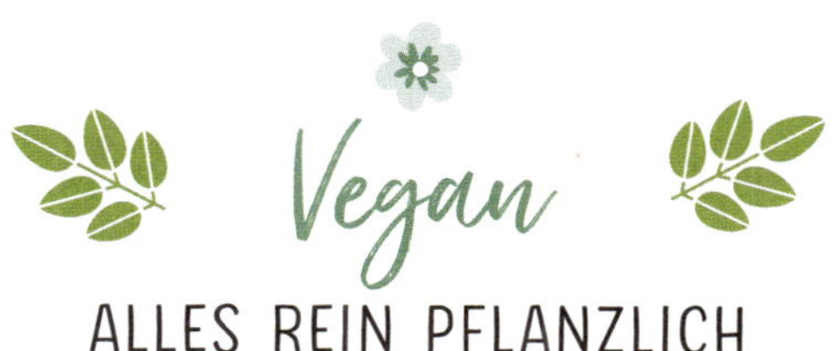

Vegan

ALLES REIN PFLANZLICH

Die vegane Ernährung ist ausschließlich pflanzlich und als Ernährungsform aus dem Vegetarismus hervorgegangen. Vegan lebende Menschen verzichten auf alle Nahrungsmittel tierischen Ursprungs wie Fleisch, Fisch, Milchprodukte, Eier, Honig. Meist geht eine vegane Ernährung einher mit einem veganen Lebensstil, geprägt von einer hohen ethischen Motivation in Bezug auf Tiere und Umwelt. Veganer achten bei der Auswahl ihrer Kleidung, Schuhe, Kosmetik und anderer Produkte darauf, dass diese frei von tierischen Bestandteilen sind und ohne Tierversuche hergestellt wurden.

Eine rein pflanzliche Ernährung basiert idealerweise auf unverarbeiteten frischen Lebensmitteln mit einem hohen Anteil an Gemüse und Früchten und ist somit sehr vitalstoffreich. Veganer (aber auch Vegetarier) werden oft gefragt, wie sie ihren Nährstoffbedarf, insbesondere Eiweiß und Kalzium decken. Bis auf wenige Ausnahmen enthalten Pflanzen alle essenziellen Nährstoffe, die unser Körper benötigt. Proteine sind in nahezu allen Pflanzen enthalten, z. B. in Nüssen, Hülsenfrüchten, Vollkornprodukten oder Samen. Zu den besten veganen Kalzium-Quellen gehören Pak Choi, Grünkohl, Brokkoli, Chinakohl und Mandeln. Ein Vitamin, das ausschließlich in tierischen Lebensmitteln vorkommt, ist B12. Unser Körper kann Vitamin B12 über mehrere Jahre speichern. Um einem Mangel entgegenzuwirken, sollten Veganer B12 als Nahrungsergänzungsmittel supplementieren.

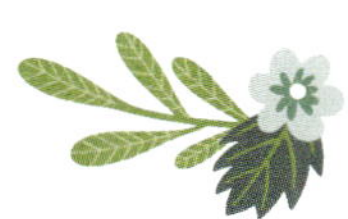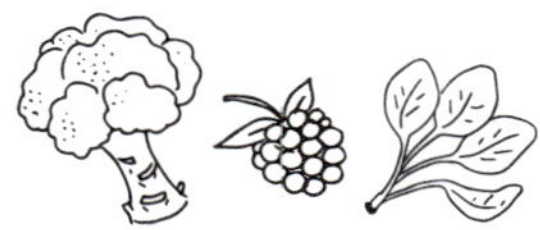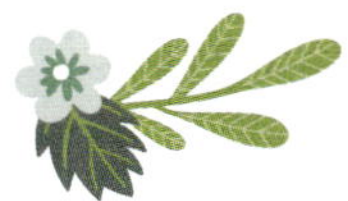

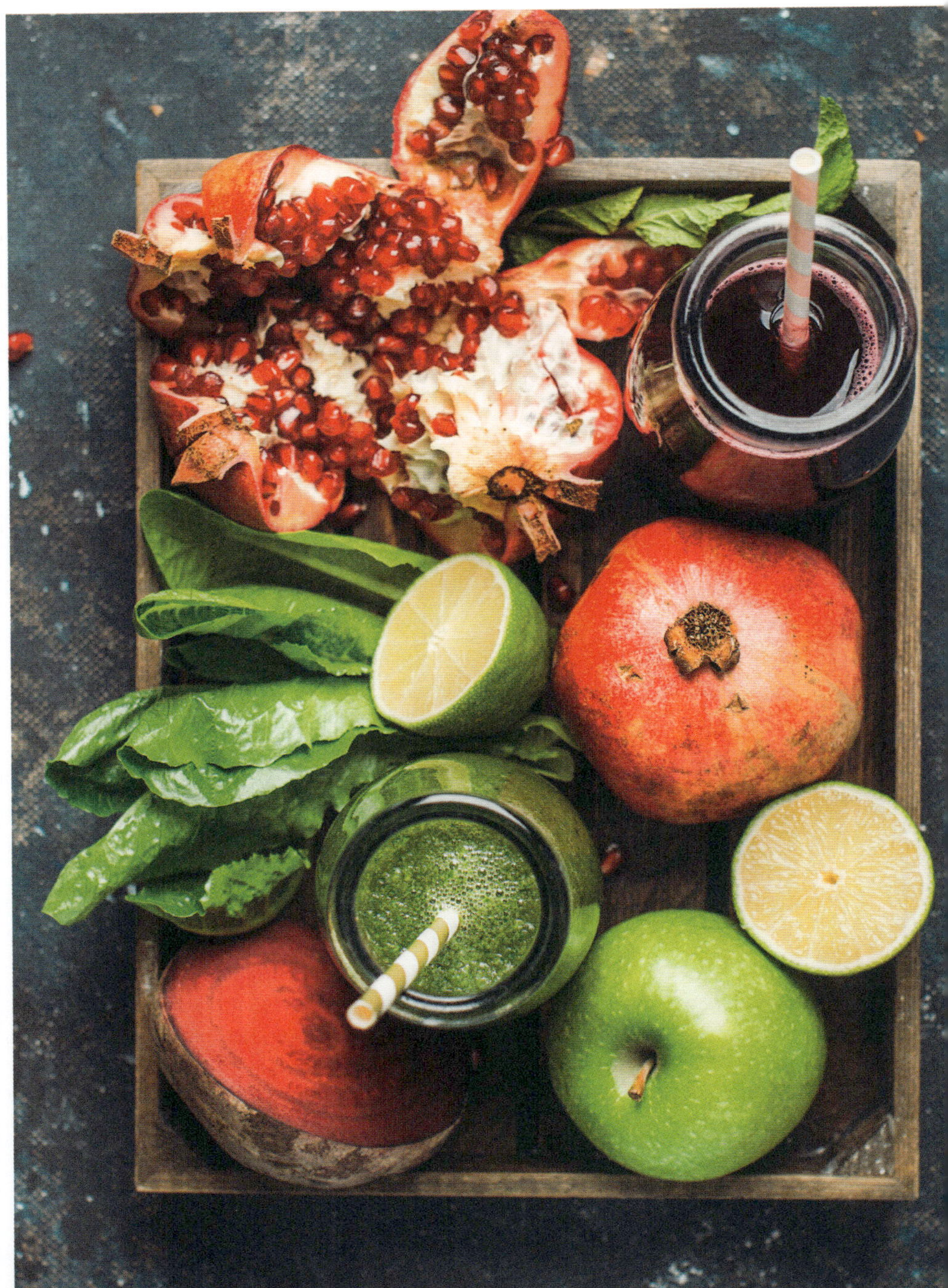

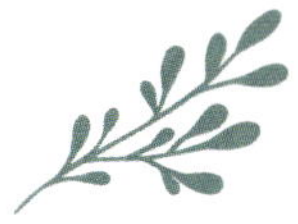

Raw Food
BITTE NUR ROH

Bei Raw Food bzw. der rohköstlichen Ernährung werden nur frische und naturbelassene Lebensmittel konsumiert, die nicht über 48 Grad erhitzt wurden, sodass alle Nährstoffe erhalten geblieben sind. Dabei beinhaltet diese Ernährungsform weitgehend oder ausschließlich pflanzliche, teilweise aber auch tierische Lebensmittel in ungekochter Form. Meist geht diese Ernährung jedoch mit einem rohveganen Ansatz einher. Eine rohvegane Ernährung basiert auf dem Verzehr von unverarbeitetem Gemüse, (getrockneten) Früchten, Nüssen, Samen, Getreide, Algen, Keimen und Sprossen. Mit „alternativen Kochutensilien" wie Mixer und Dörrgerät lassen sich viele abwechslungsreiche rohköstliche Speisen zubereiten.

Neben Smoothies aller Art können beispielsweise Obst, Gemüse oder Leinsamen gedörrt (getrocknet) werden und gelten immer noch als Rohkost. Die rohköstliche Ernährung ist reich an Vital- und Ballaststoffen, was sich positiv auf unser Immunsystem und unsere Energie und somit auf unsere Gesundheit insgesamt auswirkt. Damit unser Körper hiervon profitiert, müssen wir nicht zu 100 Prozent rohköstlich leben. Schon kleine Veränderungen können Großes bewirken – z. B. ein großer Salat vor jeder Hauptmahlzeit, frisches Obst in unserem (zuckerfreien) Müsli am Morgen oder ein Smoothie als gesunder Snack zwischendurch.

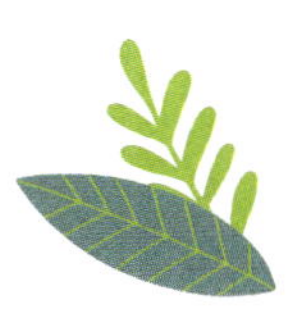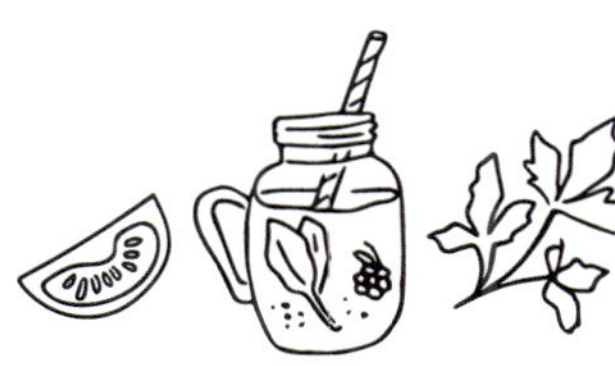

Clean Eating

GANZ NATÜRLICH

Beim Ernährungstrend „Clean Eating" stehen frische, unverarbeitete Lebensmittel im Fokus, d. h. keine künstlichen Zusatzstoffe, Geschmacksverstärker, Industriezucker oder Weißmehl. Im Prinzip ist diese Form der Ernährung nicht neu, sondern vielmehr eine modernere Bezeichnung für gesunde vollwertige Ernährung, die es schon seit Jahrzehnten gibt. Wer überwiegend selber und frisch kocht und dabei gesunde, vollwertige Zutaten in Bioqualität verwendet sowie auf Zucker verzichtet, ernährt sich bereits clean. „Clean", also „sauber", sollte sich nicht nur auf Lebensmittel und ihre Zubereitung beziehen, sondern auch auf die Umwelt. Das heißt, möglichst regional, saisonal und natürlich „Bio" einkaufen, um die Umwelt wenig zu belasten. Clean Eating hat somit positive gesundheitliche und ökologische Auswirkungen.

Fünf Tipps für „cleane" Neueinsteiger:

- Auf Fertiggerichte verzichten

- Auf den Inhalt achten: Je länger die Zutatenliste eines Produktes, desto stärker verarbeitet wurde es

- Selber kochen und frische saisonale und regionale Lebensmittel verwenden

- Weißmehle durch Vollkornprodukte ersetzen

- Statt Industriezucker lieber gesündere Alternativen wählen wie Datteln oder Nussmus

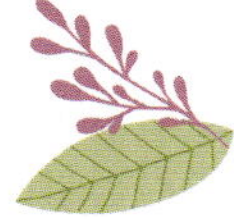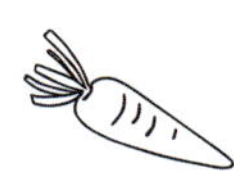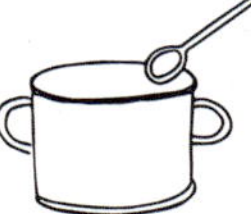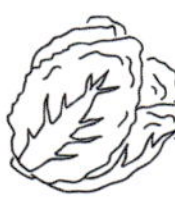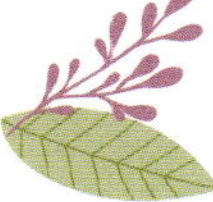

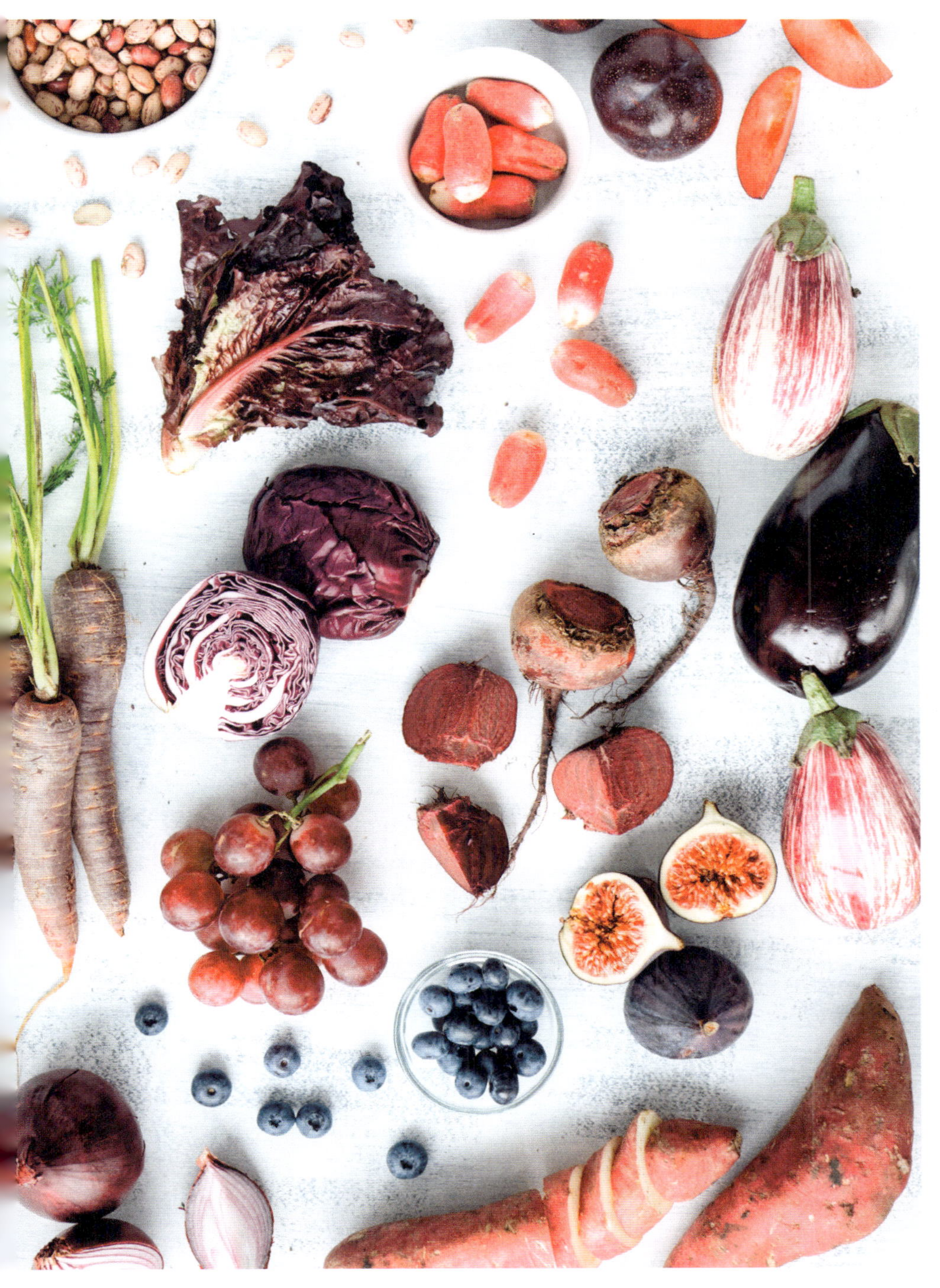

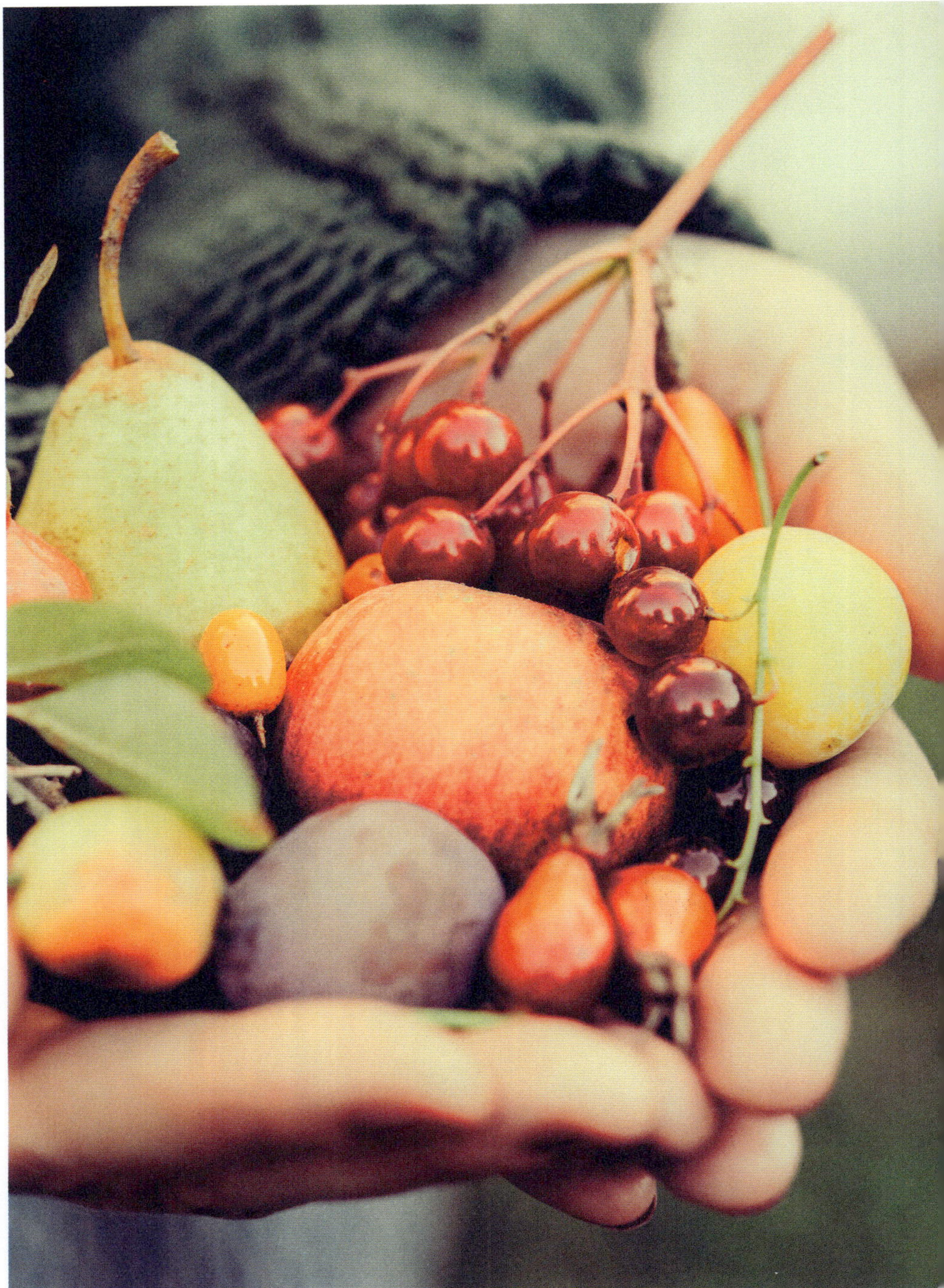

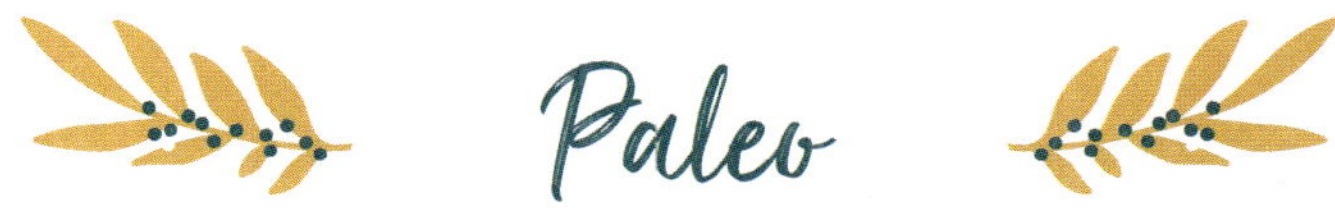

Paleo

ZURÜCK IN DIE STEINZEIT

„Paleo" ist die Kurzform von „Paläolithikum", die Altsteinzeit. Die Steinzeiternährung orientiert sich daran, wie sich Jäger und Sammler ernährt haben, und basiert auf Lebensmitteln, die schon damals verfügbar waren: Gemüse, (Wild-)Fleisch, Beeren, Eier, Kräuter, Pilze, Nüsse, Samen. Verzichtet wird hingegen auf industriell verarbeitete Nahrungsmittel wie Fertiggerichte, aber auch Zucker, Hülsenfrüchte, Milch- und Getreideprodukte sowie Transfette.

Das Konzept beruht darauf, dass Paleo eine artgerechte Ernährungsform sei, da sich unser Verdauungstrakt seit der Steinzeit kaum verändert hat. Daher werden weiterhin naturbelassene Nahrungsmittel verwendet statt stark industriell verarbeiteter Lebensmittel, Zucker und minderwertiger Fette, die häufig verantwortlich für Zivilisationskrankheiten sind. Eine gesunde Ernährungsweise steht hier in erster Linie im Fokus. Da jedoch auf viele ungesunde und kalorienreiche Lebensmittel verzichtet wird, bewirkt Paleo oft auch eine Gewichtsreduktion.

Weitere Ernährungsformen, die vorwiegend zum Gewichtsverlust eingesetzt werden:

- Low Carb
- Trennkost
- Intervallfasten

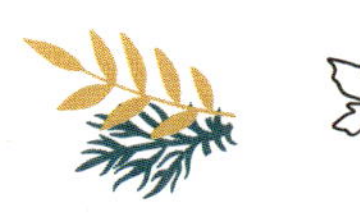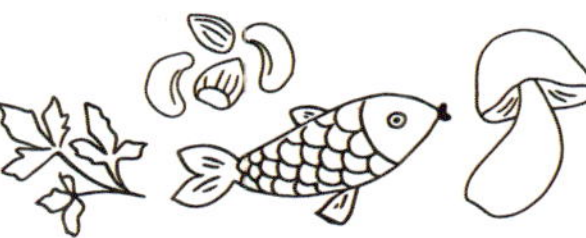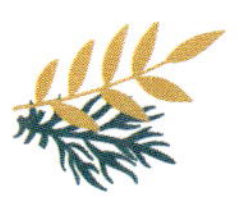

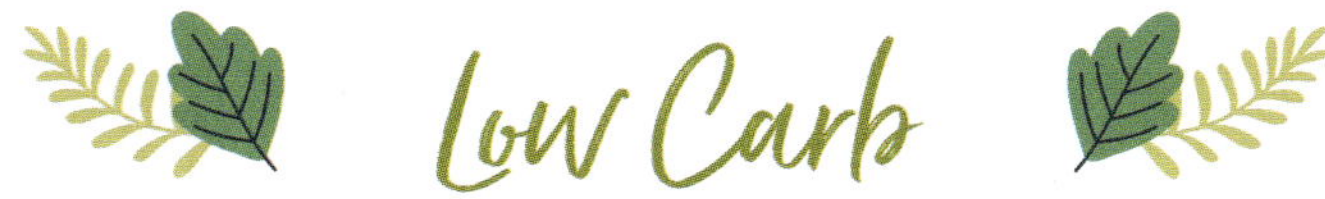

Low Carb

MÖGLICHST WENIG KOHLENHYDRATE

Wie der Name schon sagt, enthält die Low-Carb-Ernährung kaum bzw. nur wenige Kohlenhydrate („low carb": englisch für „low carbohydrates"). Stattdessen werden vermehrt eiweiß- und fettreiche Lebensmittel in den Speiseplan integriert. Typische Low-Carb-Mahlzeiten bestehen hauptsächlich aus Fleisch, Fisch, Milchprodukten oder Eiern, kombiniert mit Gemüse oder Salat. Kohlenhydratreiche Lebensmittel wie Kartoffeln, Nudeln, Reis, Brot und natürlich sämtliche Süßigkeiten und Kuchen werden nur in sehr kleinen Mengen verzehrt oder sind ganz tabu. Die Low-Carb-Ernährung umfasst allgemein alle Diäten, bei denen Kohlenhydrate reduziert werden. Bekannte Beispiele für Low Carb sind die Atkins Diät oder Paleo.

Low Carb ist deshalb als Diätform so beliebt, weil sie eine relativ schnelle Gewichtsabnahme verspricht. Das Low-Carb-Konzept funktioniert so: Kohlenhydrate versorgen unseren Körper und vor allem unser Gehirn mit Energie. Wenn wir kohlenhydratreiche Lebensmittel essen, steigt unser Blutzuckerspiegel an. Dadurch wird das körpereigene Hormon Insulin freigesetzt. Es bewirkt, dass der Zucker, genauer gesagt die Glukose (der kleinste Baustein der Kohlenhydrate), aus dem Blut in die Zellen transportiert wird. Gleichzeitig fördert Insulin die Bildung von Fett und hemmt dessen Abbau. Tagsüber deckt der Körper seinen Energiebedarf in erster Linie über unsere Nahrung. Nachts zapft unser Organismus bei Bedarf die Fettreserven an.

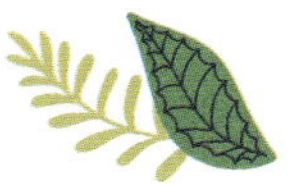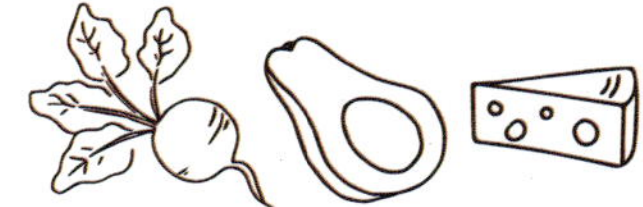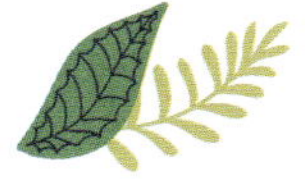

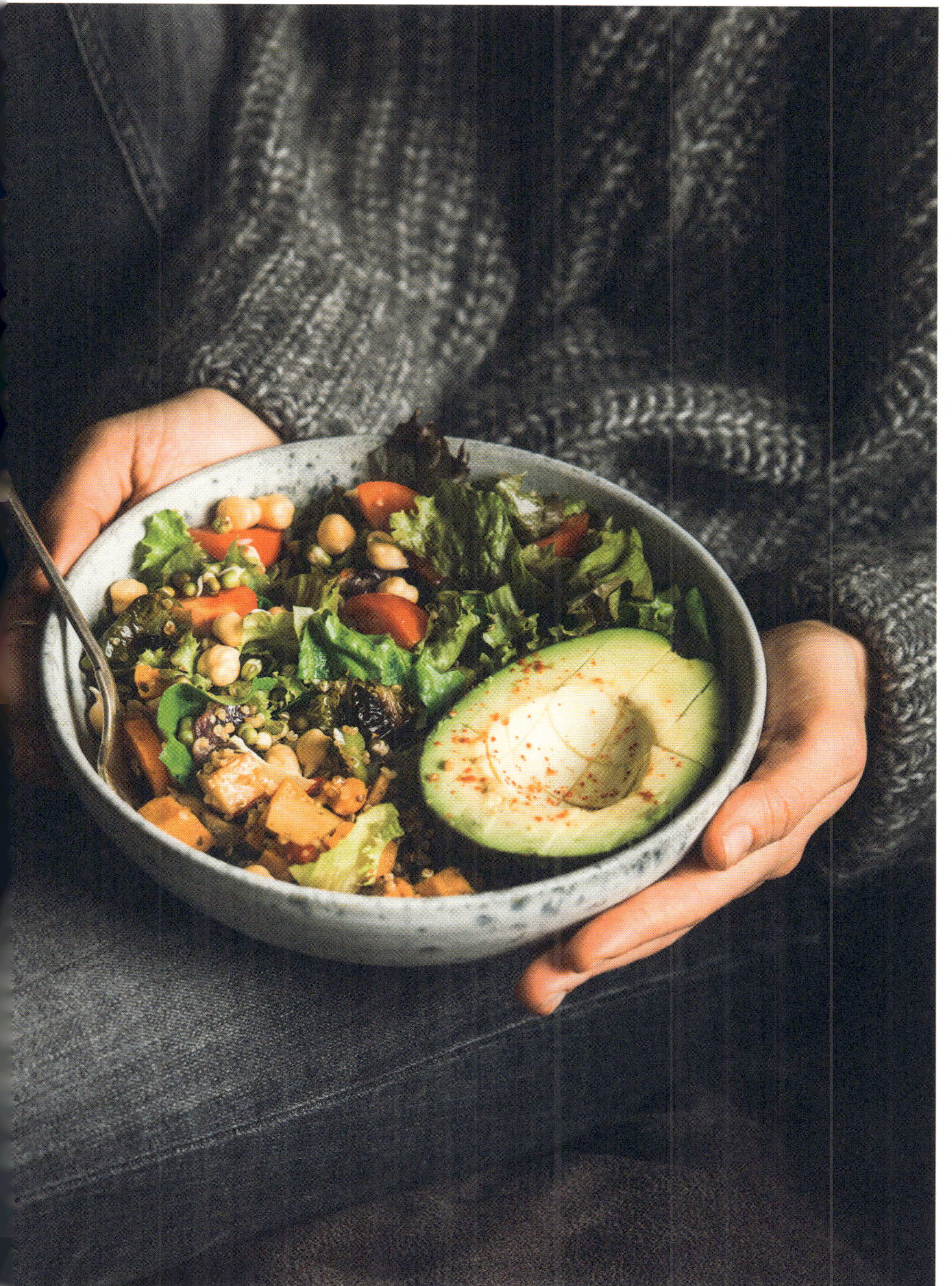

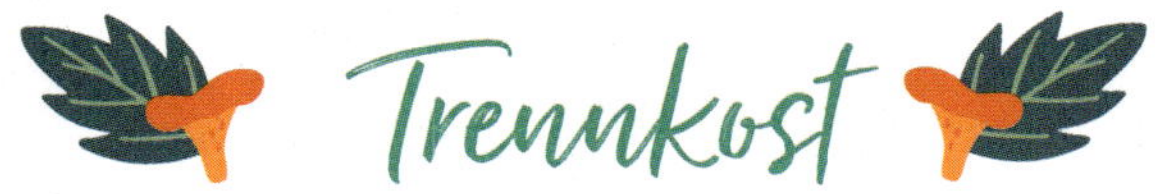

KOHLENHYDRATE UND EIWEISSE BITTE GETRENNT

Die klassische Trennkost wurde vom amerikanischen Arzt Dr. William Howard Hay bereits zu Beginn des 20. Jahrhunderts entwickelt („Haysche Trennkost"). Trotz ihrer langen Tradition wird die Trennkost auch heute noch als Ernährungsform, insbesondere zur Gewichtsabnahme, eingesetzt. Bei der Trennkosternährung werden eiweiß- und kohlenhydratreiche Lebensmittel getrennt verzehrt, d. h. zeitversetzt zu verschiedenen Mahlzeiten.

Zur Eiweißgruppe gehören Fleisch, Fisch, Eier, Milchprodukte, Käse, Sojaprodukte wie Tofu sowie die meisten Früchte.

Zu den Kohlenhydraten zählen Vollkorngetreideprodukte, Nudeln, Kartoffeln, Reis, Süßungsmittel sowie süße Obstsorten wie Bananen oder Trockenobst.

Komplett verzichten sollte man auf Weißmehlprodukte, Zucker, Fertiggerichte, Schweinefleisch und gehärtete Fette.

Kombiniert werden die Eiweiße bzw. Kohlenhydrate jeweils mit den sogenannten „neutralen" Lebensmitteln: Gemüse, Salate, Nüsse, pflanzliche Fette und Öle, gesäuerte Milchprodukte mit mindestens 60 Prozent Fett, Pilze sowie Gewürze. Ein typischer Trennkost-Tag sieht z. B. so aus: morgens Obst oder Vollkornbrot mit Quark, mittags Gemüse mit Fisch, abends gemischter Salat mit Kartoffeln.

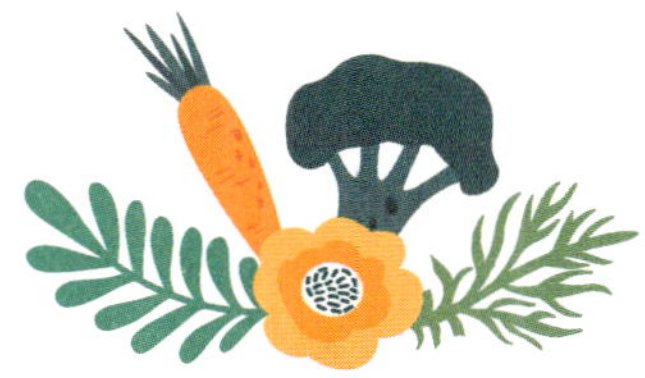

Das Trennkostprinzip beruht darauf, dass die Verdauungsorgane durch die getrennte Aufnahme von Eiweiß und Kohlenhydraten entlastet werden sollen, da die Verdauung dieser beiden Nährstoffe unterschiedlich funktioniert. Darüber hinaus soll Trennkost das Säure-Basen-Gleichgewicht im Körper regulieren. Stark säurebildend sind z. B. Fleisch, Fisch, Wurst, Eier, Käse, Weißmehlprodukte oder Süßigkeiten. Basenbildend hingegen sind Gemüse, Salat, Obst und Kartoffeln.

Die wichtigsten Trennkostenregeln:

- Eiweiß- und kohlenhydratreiche Lebensmittel in getrennten Mahlzeiten essen. Dabei sollten die Basenbildner wie Gemüse, Salat und Obst mengenmäßig deutlich überwiegen. Fette gehören zur neutralen Gruppe und dürfen mit allen Lebensmitteln kombiniert werden.

- Möglichst nur naturbelassene, vollwertige und ballaststoffreiche Lebensmittel verzehren, industriell verarbeitete Lebensmittel wie Fertiggerichte & Co. meiden.

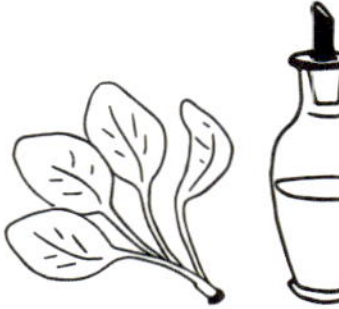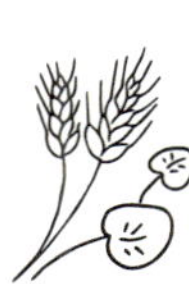

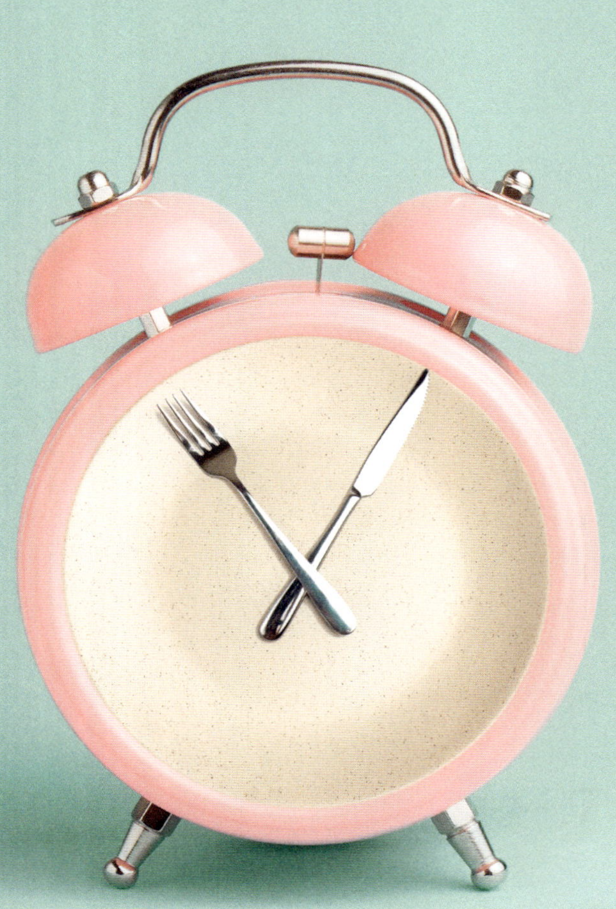

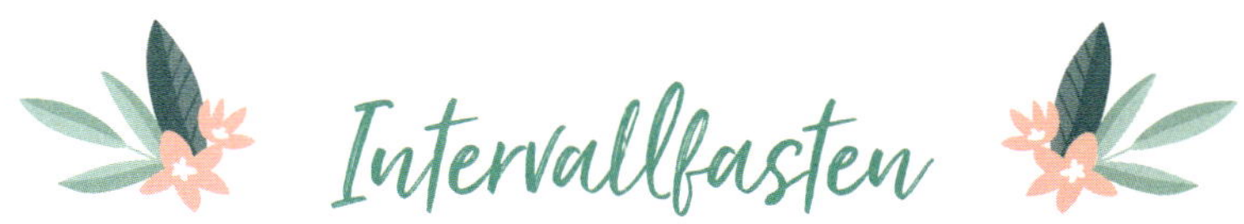

STUNDEN ZÄHLEN STATT KALORIEN

Stunden- oder tageweise auf Nahrung verzichten? Beim Intervallfasten, auch intermittierendes Fasten (englisch „Intermittent Fasting") oder kurz IF genannt, wechseln sich Phasen, in denen normal gegessen wird, und Phasen ohne Nahrung ab. Kalorienfreie Getränke wie Wasser, ungesüßter Tee oder Kaffee dürfen weiter getrunken werden. Im Gegensatz zu anderen Fastenformen wie traditionelles Heilfasten kann Intervallfasten auch über einen längeren Zeitraum oder sogar dauerhaft angewendet werden. Intervallfasten unterstützt beim Abnehmen oder der Gewichtserhaltung, ohne dauerhaft auf bestimmte Lebensmittel verzichten zu müssen oder Kalorien zu zählen. Darüber hinaus hat regelmäßiges Fasten auch positive Gesundheitsaspekte, wie Verbesserung des Stoffwechsels und Senkung des Risikos für chronische Krankheiten.

Die folgenden Hauptformen des Intervallfastens unterscheiden sich bezüglich Dauer und Häufigkeit des Nahrungsverzichtes:

Methode 16:8 – 16 Stunden fasten, binnen acht Stunden essen
Die 16:8-Methode sieht tägliche Essenspausen vor, d. h. 16 Stunden fasten und in einem Zeitfenster von 8 Stunden zwei bis drei Mahlzeiten essen. Dies sieht in der Praxis meist so aus, dass man am Abend die letzte Mahlzeit zu sich nimmt und danach erst wieder am nächsten Mittag.

Methode 5:2 – fünf Tage normal essen, zwei Tage fasten
Bei der 5:2-Methode geht es um wöchentliche Fastentage, d. h. 5 Tage in der Woche normal essen und an 2 Tagen auf Nahrung verzichten.

So ernähre ich mich künftig

STEP 1: DAS MÖCHTE ICH ERREICHEN

- ○ Mein Wohlfühlgewicht erreichen und/oder halten

- ○ Weniger Fleisch und Fisch essen

- ○ Gesundheitsbedingt auf bestimmte Lebensmittel verzichten

- ○ Insgesamt mehr auf meinen Körper und seine Bedürfnisse achten (z. B. nur dann essen, wenn ich hungrig bin)

- ○ ....

- ○ ....

- ○ ....

- ○ ....

- ○ ....

STEP 2: MIT KLEINEN SCHRITTEN BEGINNEN

Es muss nicht immer gleich eine komplette Ernährungsumstellung erfolgen. Besser ist eine langsame Veränderung seiner bisherigen Gewohnheiten: zwei vegetarische Tage pro Woche, zwei Abende ohne Kohlenhydrate, bewusster essen und auf das Sättigungsgefühl achten, gesunde Süßigkeitenalternativen wählen ...

Woche 1:

Woche 2:

STEP 3: NACHSICHTIG MIT MIR SELBER SEIN

Der Mensch ist ein Gewohnheitstier. Veränderungen sind am Anfang nicht immer einfach. Was hilft: Geduld haben, noch kleinere Schritte gehen, ausprobieren und vor allem achtsam in sich hinein spüren. Meist fühlt man die positiven Auswirkungen gesunder Lebensmittel auf den Körper sehr schnell.

Meine ersten Erfolge:

Kleines Ernährungs-Glossar

Ayurvedische Ernährung:
Essen im Einklang mit der traditionellen indischen Heilkunst soll eine ausgleichende und harmonisierende Wirkung auf den Körper haben und die drei Lebensenergien Vata, Pitta und Kapha anregen. Berücksichtigt werden alle Geschmacksrichtungen süß, sauer, salzig, bitter. Ayurvedische Ernährung ist überwiegend vegetarisch.

Basische Ernährung:
Verzehr überwiegend basenüberschüssiger Lebensmittel, d. h. in erster Linie pflanzlicher Art wie die meisten Obst- und Gemüsesorten, Kartoffeln, Pilze, Salate, Samen, gekeimte Nüsse, Kräuter und Sprossen.

Clean Eating:
Verwendung frischer, naturbelassener und möglichst unverarbeiteter Lebensmittel wie Gemüse, Obst, Salat, Fleisch, Fisch, Vollkornprodukte. Vergleichbar mit der bekannten Vollwerternährung.

Flexitarier:
„Teilzeit-Vegetarier" ernähren sich grundsätzlich vegetarisch, verzehren in Ausnahmefällen jedoch auch Fleisch oder Fisch.

Frutarier:
Ernähren sich pflanzlich, wobei die Pflanze bei deren Ernte nicht beschädigt wird (z. B. bei Früchten, Nüssen, Samen, Beeren, Tomaten, Paprika, Hülsenfrüchten, Bohnen, Kürbis).

Fünf-Elemente-Ernährung:
Übertragung der traditionellen chinesischen Medizin (TCM) auf die in westlichen Ländern geprägte Küche basierend auf der Lehre der

fünf Elemente Holz, Feuer, Erde, Metall und Wasser. Lebensmittel werden nach den Elementen (Geschmacksrichtungen) und dem Temperaturverhalten (kalt, kühl, neutral, warm, heiß) eingeteilt.

Glutenfreie Ernährung:
Gesundheitlich begründete Ernährungsform bei Gluten-Intoleranz (auch Zöliakie genannt). Betroffene vertragen das Getreideprotein Gluten nicht und verzichten auf alle Getreidesorten mit Glutengehalt (u. a. Weizen, Gerste, Dinkel, Grünkern). Tabu sind damit nicht nur Brot und Teigwaren, auch viele andere Lebensmittel können glutenhaltig sein wie z. B. Fertigprodukte, Gewürze, Dressings, Kartoffelprodukte, Schokolade.

Intervallfasten / Intermittierendes Fasten / IF:
Abwechslung von Essens- und Fastenphasen in bestimmten Zeitfenstern wie 16 Stunden fasten, binnen acht Stunden essen (sog. 16:8-Methode).

Intuitive Ernährung:
Ernährung nach den biologischen Bedürfnissen des Körpers, d. h. essen, wenn man hungrig ist, und nur so lange, bis man ein angenehmes Sättigungsgefühl spürt.

Laktosefreie Ernährung:
Gesundheitlich begründete Ernährungsform bei Laktoseintoleranz (auch Milchzucker-Unverträglichkeit genannt). Verzicht auf Milchzucker jeglicher Art, d. h. auf Milch- und Molkereiprodukte wie Milch, Joghurt, Quark, Butter, Käse, aber auch Backwaren, Süßigkeiten, Fertigprodukte wie Kartoffelpüree, Gewürzmischungen, Wurstwaren oder auch Medikamente.

Laktovegetarier:

Verzichten auf Fleisch, Fisch und deren Produkte, verzehren aber Milch und Milchprodukte.

Low Carb:

Reduktion (bis hin zum kompletten Verzicht) von Kohlenhydraten und stattdessen vermehrter Verzehr eiweiß- und fettreicher Lebensmittel.

Makrobiotische Ernährung:

Einteilung aller Nahrungsmittel nach Yin und Yang. Die Makrobiotik (was so viel bedeutet wie „großes Leben") ist eine vegetarisch-vegane Ernährungsform, die auf Fertiggerichte, Zucker, Kaffee, Eier, Alkohol und Milchprodukte verzichtet. Die Basis sind Naturreis und Vollkorngetreide, hinzu kommen Gemüse, Hülsenfrüchte, Nüsse, Samen, Meeresalgen, etwas Obst und Fisch.

Paleo / Steinzeiternährung:

Essen wie unsere Vorfahren in der Steinzeit, d. h. Verzehr naturbelassener, möglichst unverarbeiteter und nährstoffdichter Lebensmittel wie Gemüse, Obst, Fleisch aus artgerechter Haltung, Fisch aus Wildfang, Nüsse und Beeren. Verzicht auf Getreide, Hülsenfrüchte, Milch, Zucker und alles industriell Verarbeitete wie Fertiggerichte.

Pescetarier:

Verzichten auf Fleisch und Fleischprodukte, aber nicht auf Fisch und Fischprodukte.

Ovo-Lacto-Vegetarier:

Verzichten auf Fleisch, Fisch und deren Produkte, verzehren aber Eier, Milch und Produkte daraus.

Ovo-Vegetarier:

Verzichten auf Fleisch- oder Fischprodukte, verzehren aber Eier und daraus hergestellte Produkte.

Raw Food / Rohkost:

Verzehr frischer und naturbelassener Lebensmittel, die nicht über 48 Grad erhitzt wurden, sodass alle Nährstoffe erhalten geblieben sind. Dabei beinhaltet diese Ernährungsform weitgehend oder ausschließlich pflanzliche, teilweise aber auch tierische Lebensmittel in ungekochter Form.

Trennkost:

Getrennter Verzehr eiweiß- und kohlenhydratreicher Lebensmittel, d. h. zu verschiedenen Mahlzeiten. Zur Eiweißgruppe gehören Fleisch, Fisch, Eier, Milchprodukte wie Käse, Sojaprodukte wie Tofu, die meisten Früchte und Nüsse sowie Eier. Zur Kohlenhydratgruppe zählen Vollkorngetreideprodukte, Nudeln, Kartoffeln, Reis, Süßungsmittel sowie süße Obstsorten wie Bananen oder Trockenobst.

Veganer:

Verzichten auf alle Nahrungsmittel tierischen Ursprungs wie Fleisch, Fisch, Milchprodukte, Eier, Honig. Meist geht eine vegane Ernährung einher mit einem veganen Lebensstil, geprägt von einer hohen ethischen Motivation in Bezug auf Tiere und Umwelt.

Vegetarier:

Verzichten auf Fleisch und Fisch sowie alle daraus hergestellten Produkte wie Gelatine oder Schmalz und ernähren sich stattdessen pflanzlich sowie von Produkten, die vom lebenden Tier stammen, wie Milch, Eier und Honig.

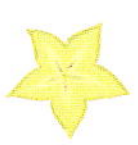

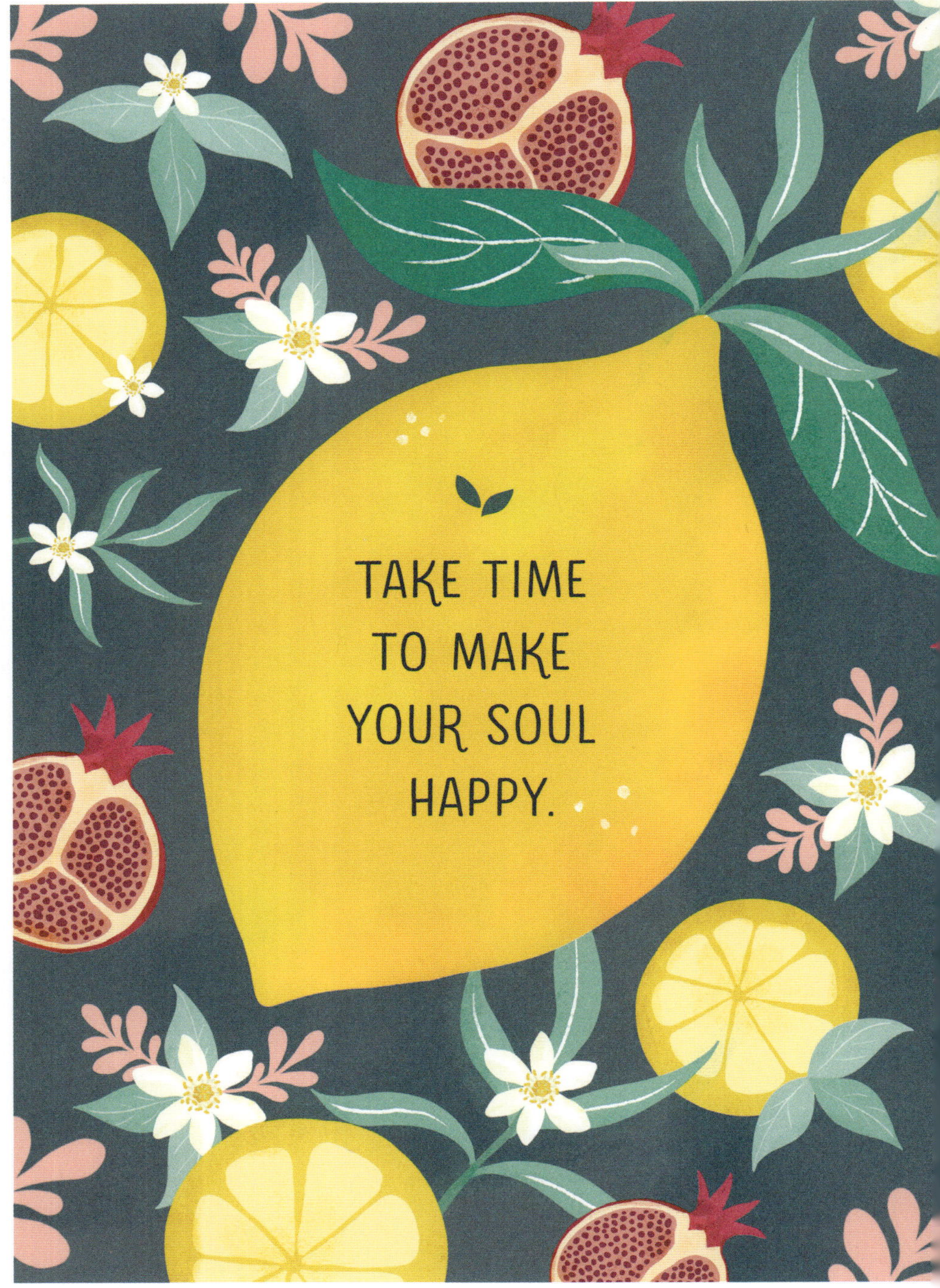

TAKE TIME
TO MAKE
YOUR SOUL
HAPPY.

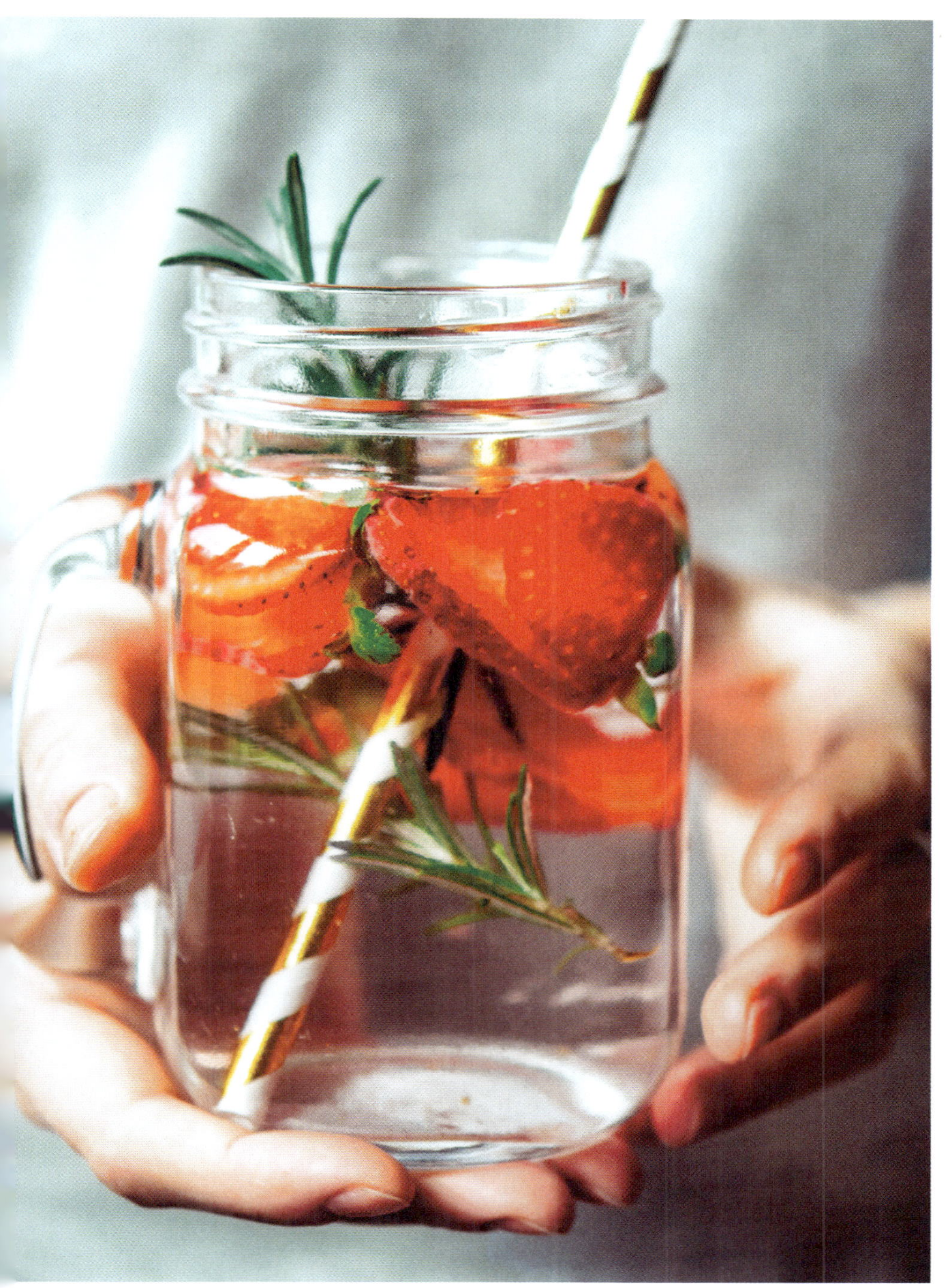

Wasser – das Lebenselixir

Unser Körper besteht zu etwa 60 bis 70 Prozent aus Wasser, je nach Alter und Geschlecht, unser Gehirn sogar zu 85 Prozent. Nicht verwunderlich also, dass wir bis zu zwei Monate ohne feste Nahrung, aber nur wenige Tage ohne Wasser überleben können. Das Wasser ist überall verteilt: im Gehirn, in unseren Muskeln und Knochen, in der Haut, im Blut, in den Gelenken und unseren Organen. Es durchdringt jede Körperzelle und regelt alle Funktionen im menschlichen Körper. Es transportiert Sauerstoff und Nährstoffe zu den Zellen und entsorgt alle „Abfälle" wie Stoffwechselrückstände, Giftstoffe oder Kohlendioxid. Außerdem ist Wasser wichtig für unsere Verdauung sowie unsere Körpertemperatur. Steigt die Körpertemperatur bei hohen Temperaturen, Anstrengung oder Erkrankung zu stark an, schwitzen wir, was für eine rasche Wärmeableitung sorgt. Umso wichtiger, dass wir regelmäßig und ausreichend trinken.

Wie viel Flüssigkeit braucht der Mensch?

Der Wasserbedarf ist sehr individuell und hängt von verschiedenen Faktoren ab. Heiße Temperaturen, sportliche Aktivitäten, scharfe oder salzige Speisen, Krankheiten wie Durchfall oder Erbrechen etc. erfordern mehr Wasser. Als Faustregel gilt: täglich 30 Milliliter Wasser pro Kilogramm Körpergewicht (also z. B. 2,1 Liter Wasser bei einem Gewicht von 70 Kilogramm). Übrigens: Das Durstgefühl wird häufig mit Hunger verwechselt und man isst, statt zu trinken.

Mach den Trinktest mit dem **HABIT TRACKER** auf Seite 57. Er hilft dir, dein Ziel nicht aus den Augen zu verlieren. Male den Tropfen aus, wenn du deine persönliche Trinkmenge am Tag erreicht hast.

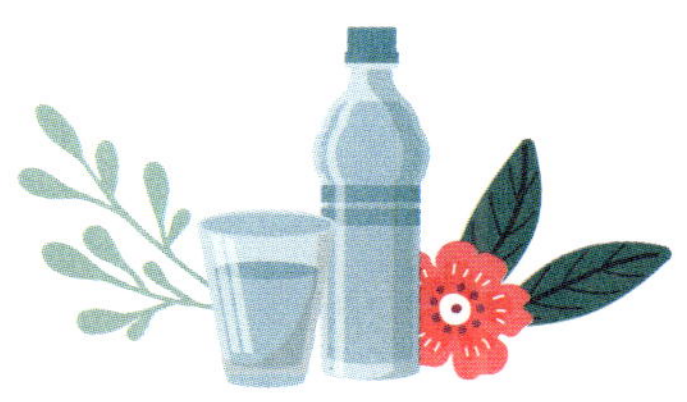

Welche Auswirkungen hat ein Wassermangel?

Zu wenig Wasser kann auf Dauer schwerwiegende Auswirkungen auf unseren Körper haben. Schon bei einem Verlust von zwei Prozent Körperwasser kann unser Organismus nur noch eingeschränkt funktionieren. Bei zu geringer Flüssigkeitszufuhr dehydriert der Körper. Was dadurch für Probleme entstehen, hängt davon ab, wie viel Wasser dem Körper fehlt und wie lange der Mangelzustand anhält. Erste Anzeichen sind Mundtrockenheit, Verstopfung, Müdigkeit, Kopfschmerzen, Kreislaufprobleme oder Konzentrationsschwierigkeiten.

Fünf Tipps für gesundes Trinken:

- Schon am Morgen direkt nach dem Aufstehen ein großes Glas Wasser trinken.

- Die empfohlene Trinkmenge über den ganzen Tag verteilen und langsam trinken, keine großen Mengen hinunterschütten. Ein kleines Glas pro Stunde ist optimal.

- Alkohol und Kaffee nur in Maßen trinken und ausreichend Wasser ergänzen.

- Softdrinks, Lightgetränke und Fruchtsäfte besser durch Wasser ersetzen.

- Zimmerwarmes Wasser ist für den Körper bekömmlicher als eiskaltes Wasser.

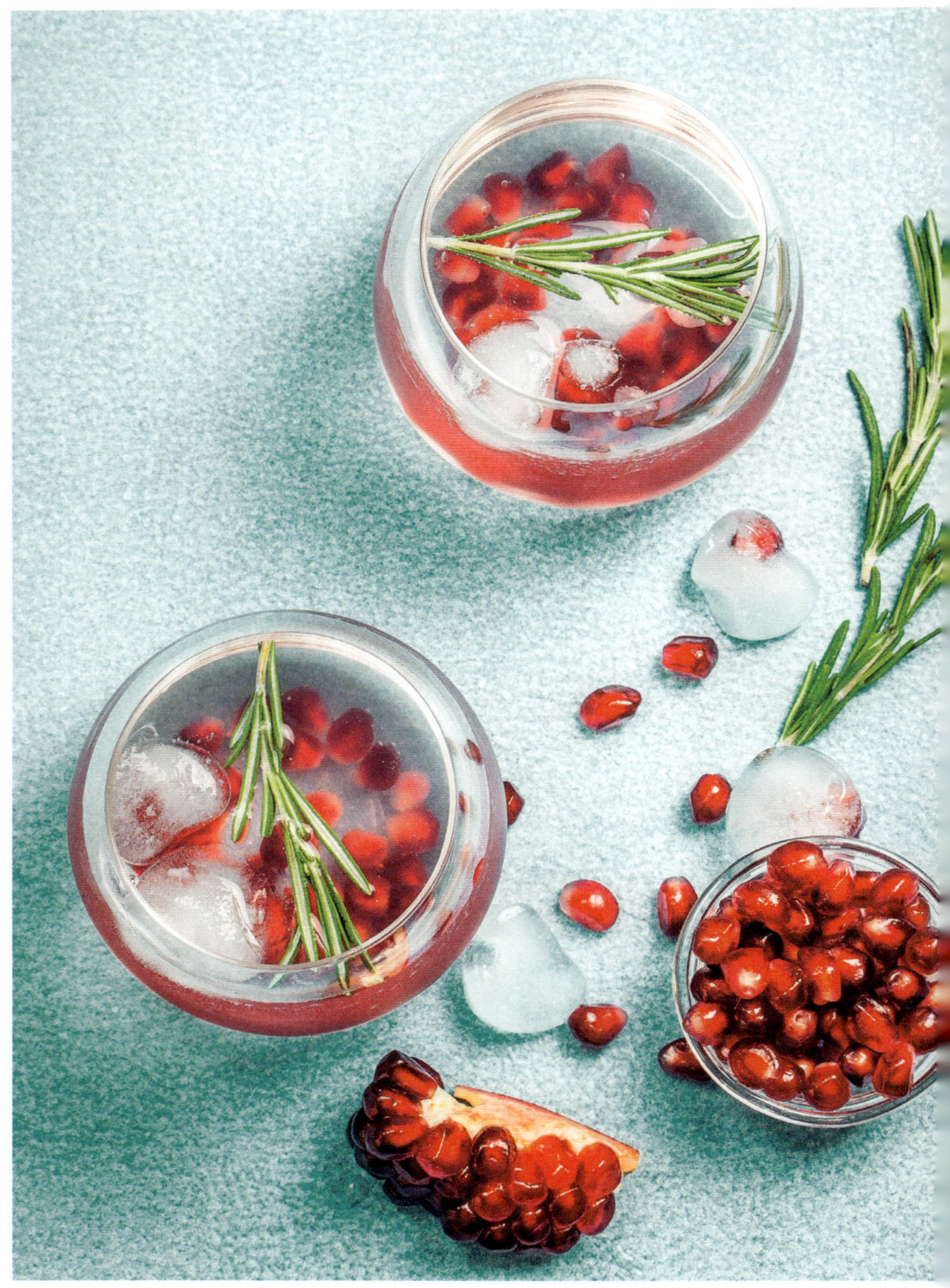

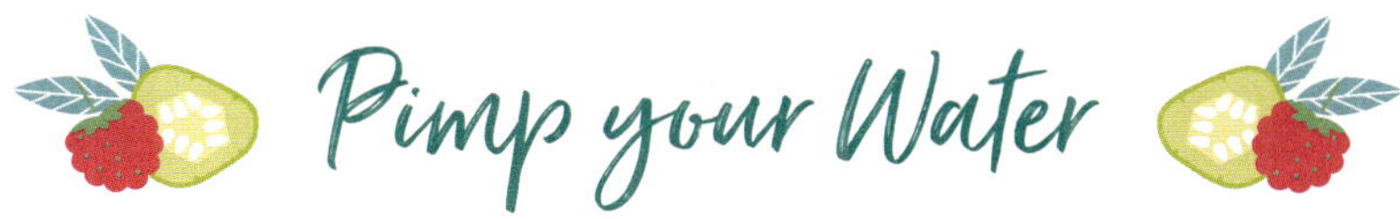

Pimp your Water

Immer nur Wasser zu trinken ist dir zu langweilig? Mit den folgenden Tricks sorgst du für gesunde geschmackliche Alternativen im Wasserglas:

Fruchtige Eiswürfel

Statt klassischer Eiswürfel sorgen eingefrorene Früchte für eine Extraportion Vitamine. Gut eignen sich z. B. gefrorene Beeren, Melone oder Mango. Ein optisches wie geschmackliches Highlight: frischer Fruchtsaft – in Eiswürfelformen gefüllt und gefroren.

Kräuter- und Gewürz-Flavour

Pur oder in Kombination mit Früchten oder Gurkenscheiben schmecken Kräuter wie Minze, Zitronenmelisse oder Rosmarin sehr erfrischend. Auch Gewürze wie Ingwerscheiben oder Zimtstangen geben dem Wasser eine besondere geschmackliche Note.

Tipp: Am besten direkt eine Glaskaraffe mit Wasser und deinen Lieblingsvitaminen füllen. Nach kurzer Ziehzeit schmeckt alles noch mal so lecker.

HABIT TRACKER

Mach den Ein-Monat-Trinkmengen–Check

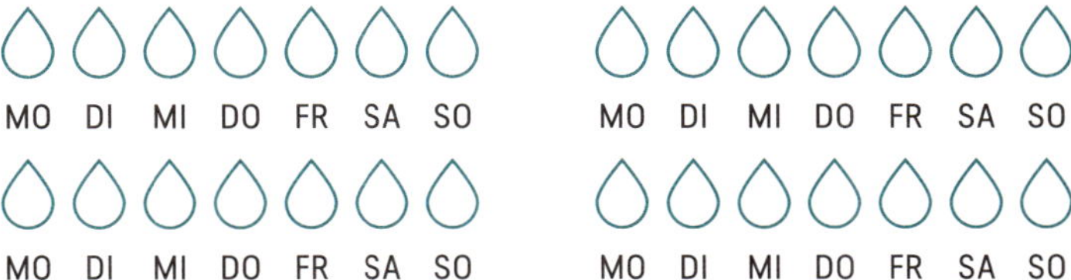

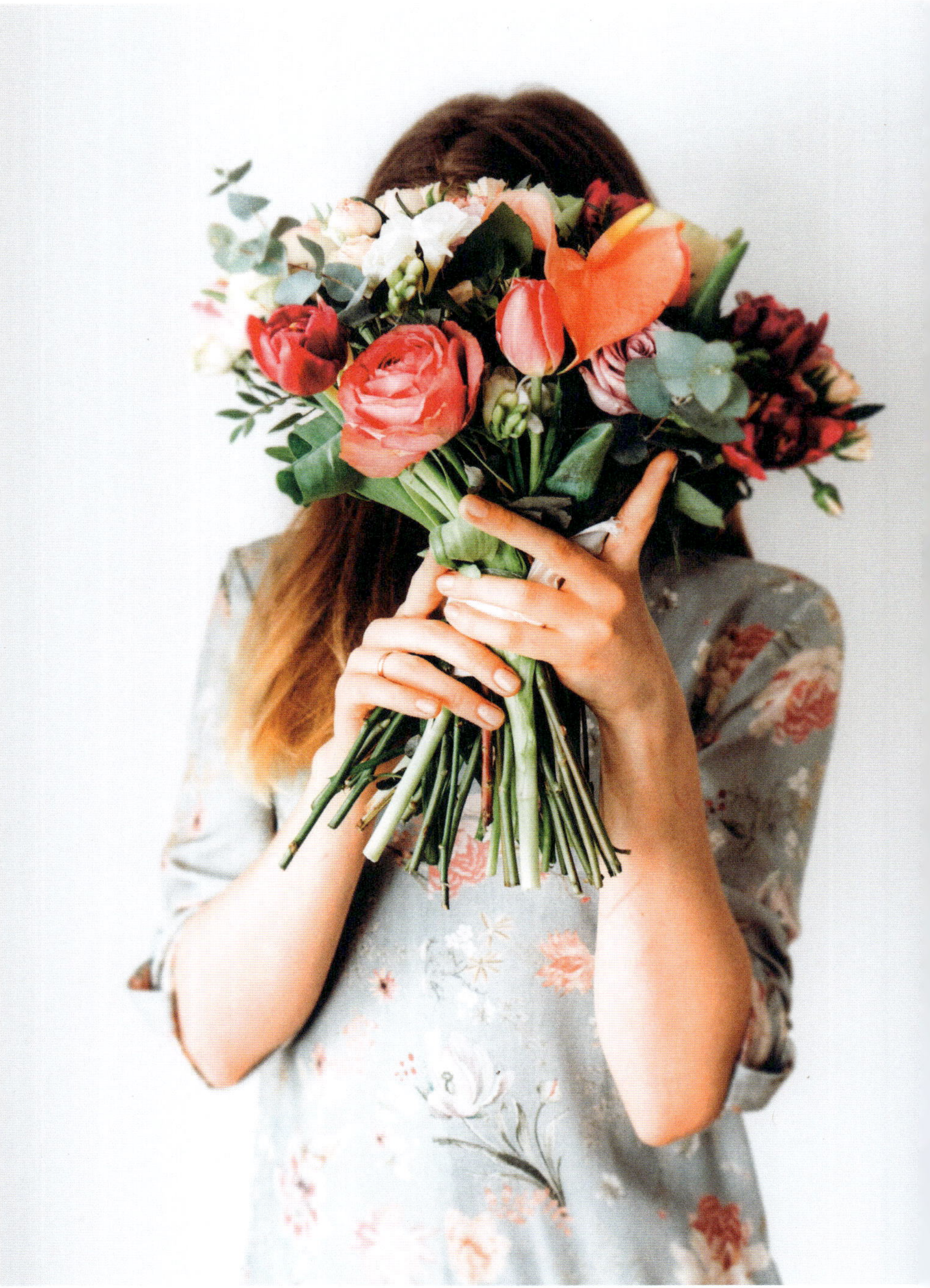

Hör auf deinen Bauch

NAHRUNGSMITTEL-UNVERTRÄGLICHKEITEN UND DIE ALTERNATIVEN

Immer mehr Menschen sind von Nahrungsmittel-Unverträglichkeiten betroffen. Die Ursachen sind vielfältig und häufig nicht klar. Unser Organismus ist nicht in der Lage, bestimmte Nahrungsmittelbestandteile richtig zu verdauen bzw. deren Nährstoffe zu verwerten. Oft ist vielen Menschen gar nicht bewusst, dass sie an einer Nahrungsmittel-Unverträglichkeit leiden. Typische Symptome sind Verdauungsbeschwerden wie Bauchschmerzen, Blähungen, Durchfall, Verstopfung, Bauchkrämpfe, aber auch Kopfschmerzen, Müdigkeit und viele mehr.

Wie erkenne ich eine Nahrungsmittelintoleranz?

Hör auf deinen Bauch. Wie fühlst du dich nach dem Verzehr bestimmter Lebensmittel? Kannst du wiederkehrende Symptome erkennen? Hilfreich ist hierbei ein Tagebuch, in das man seine Erkenntnisse notieren kann. Sehr schnell erhält man auf diese Weise ein Gespür dafür, was seinem Körper guttut und was man besser meiden sollte.

Wichtig zu wissen: Nicht alle Nahrungsmittelintoleranzen bestehen bereits von Geburt an. Oft wirken sich Faktoren wie Erkrankungen, Medikamente oder langjährige ungesunde Ernährung ungünstig auf unsere Darmgesundheit aus und führen so zu Intoleranzsymptomen.

Laktoseintoleranz

PROBLEME MIT DEM MILCHZUCKER

Ein Eisbecher, ein großer Milchkaffee, und dein Körper reagiert kurz danach mit Übelkeit, Blähungen, Erbrechen oder Durchfall? Die Ursache könnte eine Laktoseintoleranz sein, also eine Unverträglichkeit des Milchzuckers und die am häufigsten vorkommende Nahrungsmittelintoleranz. Nach dem Verzehr eines laktosehaltigen Lebensmittels spaltet das Enzym Laktase den Milchzucker im Dünndarm in die beiden Einfachzucker Glukose und Galaktose. Diese werden danach über die Darmschleimhaut ans Blut abgegeben. Bei einer Laktoseintoleranz jedoch liegt ein Laktasemangel, also ein Enzymmangel, vor, sodass die Laktose nahezu unverändert in den Dickdarm gelangt. Auch Völlegefühle, Unterbauchschmerzen oder andere körperliche Symptome wie Schwindel, Kopfschmerzen und chronische Müdigkeit können Folgen einer Laktoseintoleranz sein.

Ist Laktoseintoleranz eine Krankheit?
Wichtig zu wissen: die Laktoseintoleranz ist eigentlich keine Krankheit, sondern eine natürliche Entwicklung. Babys können Milchzucker normalerweise ohne Probleme verstoffwechseln und vertragen Muttermilch, die ebenfalls Laktose enthält. Mit zunehmendem Alter (etwa ab dem dritten Lebensjahr und dem Ende der Stillzeit) produziert die Dünndarmschleimhaut immer weniger Laktase. Die Natur hat vorgesehen, dass Milch ausschließlich Säuglingsnahrung ist und nicht mehr notwendig ist, sobald man feste Nahrung zu sich nehmen kann.

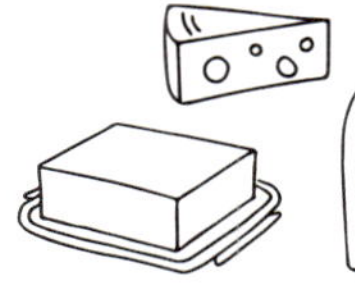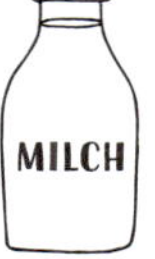

Dennoch sind nicht alle Menschen laktoseintolerant. Dies liegt daran, dass wir uns im Laufe der Evolution an Milchverzehr gewöhnt haben und wir auch im Erwachsenenalter (meistens) problemlos Milchzucker vertragen.

Milchzucker vs. Milcheiweiß

Nicht zu verwechseln: Eine Laktoseintoleranz unterscheidet sich von einer Milchallergie. Bei einer Laktoseintoleranz verursacht der Milchzucker Beschwerden, bei einer Milchallergie hingegen das Milcheiweiß. Eine Milchallergie erkennt man meist an Hautproblemen wie Neurodermitis, Ekzemen, an Atemwegsbeschwerden wie Bronchitis, Husten, Asthma, aber auch an Verdauungsproblemen wie Durchfall, Erbrechen, Übelkeit. Dabei können die Symptome direkt nach dem Verzehr von Milchprodukten auftreten oder zeitverzögert.

Laktosehaltige Lebensmittel:

Milch, Milchprodukte (außer Butterschmalz, auch Ghee genannt), Milchpulver, Milchschokolade, Käse (je länger gereift, desto weniger milchzuckerreich), Fertiggerichte, Fertigsoßen, Fleisch und Wurstwaren, Brot und Backwaren, Süßigkeiten, Instant-Produkte (z. B. Kartoffelpüreepulver) und mehr.

Übrigens enthält nicht nur Kuhmilch Laktose, sondern auch andere Tiermilcharten wie Schaf- oder Ziegenmilch.

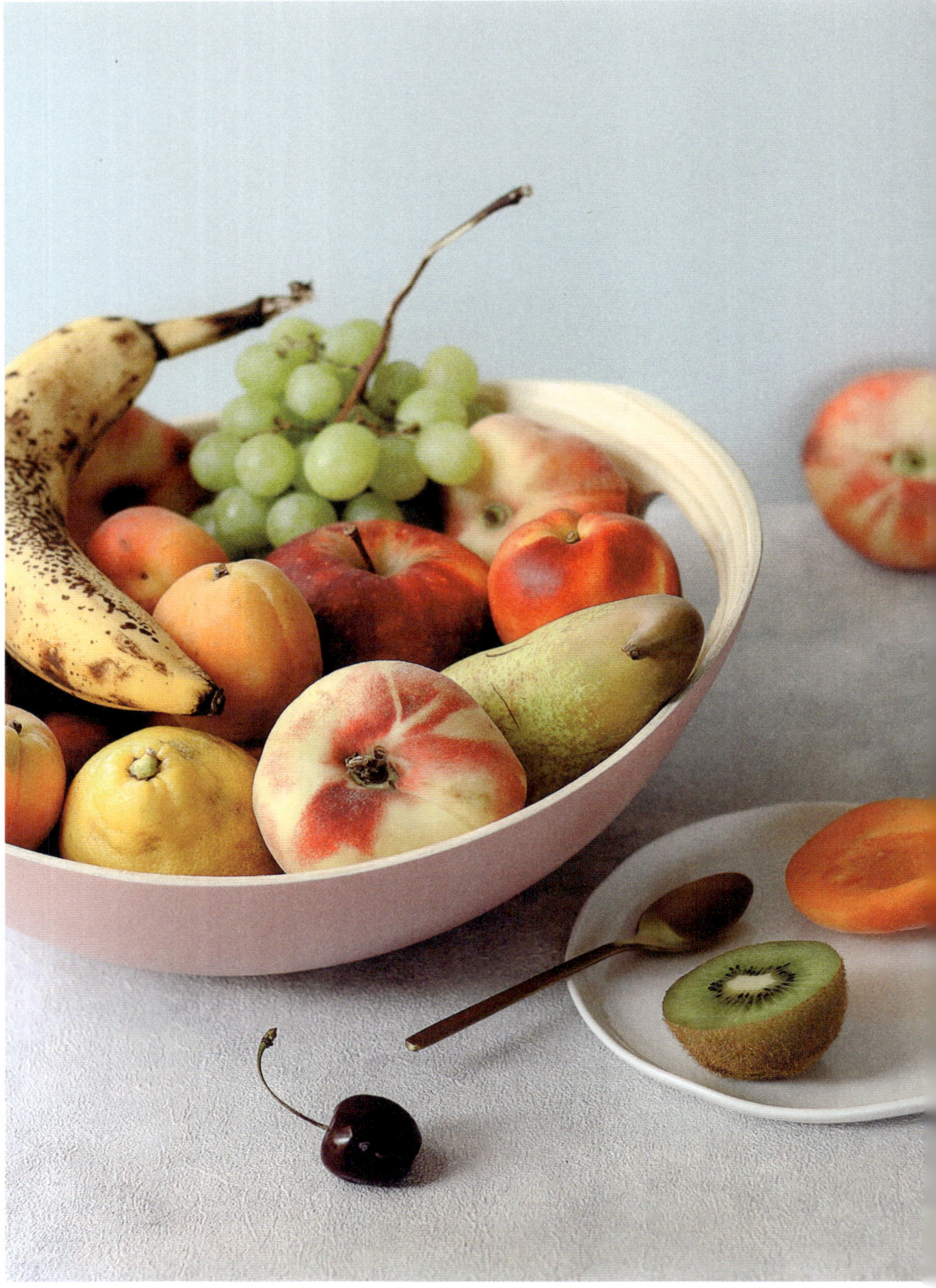

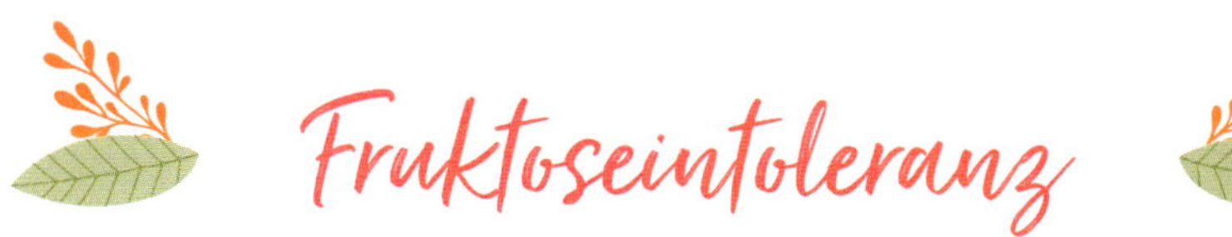

Fruktoseintoleranz

UNVERTRÄGLICHKEIT DES FRUCHTZUCKERS

Süß, gesund, vielfältig – doch leider vertragen nicht alle Menschen Früchte. Nach dem Verzehr von Obst und anderen fruktosehaltigen Lebensmitteln plagen sie Bauchschmerzen, Blähungen, Übelkeit oder Durchfall. Experten schätzen, dass etwa 30 Prozent der Erwachsenen in Deutschland betroffen sind. Bei einer Fruchtzucker-Unverträglichkeit gelangt der Fruchtzucker in den Dickdarm, wo er von den Darmbakterien fermentiert wird, was die typischen Verdauungsbeschwerden verursacht.

Wie entsteht eine Fruktoseintoleranz?

Bei der Fruktoseintoleranz unterscheidet man die vererbte und seltene Form, die bereits seit der Geburt vorhanden ist, von der erworbenen Fruktoseintoleranz, die meist erst im Erwachsenenalter auftritt und sehr viel häufiger vorkommt. Wird die Darmschleimhaut stark geschädigt, was durch Infektionen, Medikamente, Stress oder jahrzehntelanger ungesunder Ernährung passieren kann, kann diese ihre Aufgaben nicht mehr ganzheitlich erfüllen, was zu verschiedenen Unverträglichkeiten führen kann.

Richtig essen bei Fruktoseintoleranz:

- **Obst nicht pur und auf leeren Magen essen.** Besser zu einer Mahlzeit, gerne als Nachtisch, was deutlich bekömmlicher ist. Oder zusammen mit Milchprodukten, da Fett und Eiweiß bewirken, dass der Fruchtzucker langsamer aufgenommen wird.

- **Obstsorten mit wenig Fruktose und mehr Glukose bevorzugen.** In Früchten ist neben Fruktose auch Glukose, ein anderes Monosaccharid, enthalten. Bei einer Fruktoseintoleranz gelten die Früchte als besser verträglich, die weniger Fruchtzucker, aber gleichzeitig genauso viel oder sogar mehr Glukose enthalten, z. B. Aprikosen, Bananen, Beeren, Litchis und Papayas.

- **Lebensmittel mit viel Fruktose meiden.** Hierzu gehören vor allem Äpfel, Birnen, Mangos, Trauben, Trockenfrüchte, Honig, Birnendicksaft, Ahornsirup, Frucht- und Gemüsesäfte.

Fruktosehaltige Lebensmittel:
Früchte, Obstprodukte wie Fruchtsäfte, Marmelade oder Fruchtjoghurts, Trockenfrüchte, viele Gemüsesorten, Softdrinks, Wein, Diabetiker-Produkte, Lightprodukte, Fertigprodukte, Süßigkeiten, Brot und Backwaren, Süßungsmittel wie Honig, Maissirup oder Agavendicksaft, Haushaltszucker und damit gesüßte Lebensmittel, Zuckeraustauschstoffe und mehr.

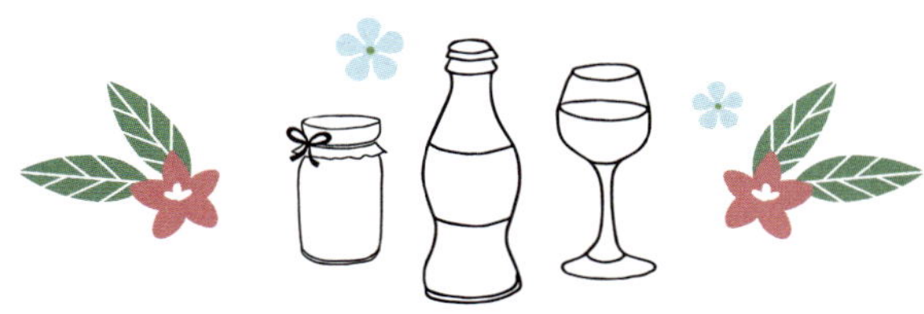

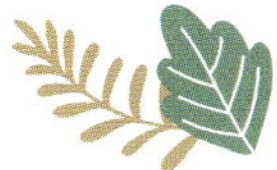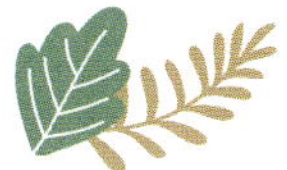

Glutenintoleranz

VORSICHT MIT GETREIDE

Eine Glutenintoleranz, auch Zöliakie genannt, ist eine Darmerkrankung. Ausgelöst durch das Klebereiweiß Gluten, das in vielen Getreidearten enthalten ist. Nach dem Verzehr eines glutenhaltigen Lebensmittels entzündet sich die Darmschleimhaut. Durch die chronische Entzündung wird die Darmschleimhaut jedoch so stark geschädigt, dass die Nährstoffe nicht mehr ausreichend abgegeben werden können, was zu Mangelerscheinungen führen kann.

Symptome einer Glutenintoleranz

Eine Zöliakie verursacht in erster Linie Verdauungsbeschwerden wie Bauchschmerzen, Blähungen, Durchfall, Völlegefühl oder Erbrechen. Langfristig können Mängel an Vitaminen oder Spurenelementen, etwa Eisenmangel, oder auch Gewichtsabnahme hinzukommen. Bei einer Glutenintoleranz muss eine Nahrungsumstellung erfolgen und konsequent auf glutenhaltige Getreide und Lebensmittel verzichtet werden.

Glutenhaltige Getreidearten:

Weizen, Roggen, Gerste, Dinkel, Hafer, Grünkern und sogenannte Urgetreide wie Einkorn, Emmer und Kamut

Glutenhaltige Lebensmittel:

Brot und Backwaren, Pasta, Pizza, Müsli und Frühstückszerealien, Gebäck, Kuchen, panierte Lebensmittel, Bier, Fertigprodukte, Fertigsaucen, manche Käsesorten sowie verarbeitete Fleischwaren

Glutenfreie Getreidearten:

Pseudogetreide wie Amaranth, Buchweizen und Quinoa, Reis, Mais, Hirse, Teff (Zwerghirse)

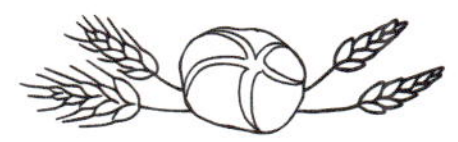

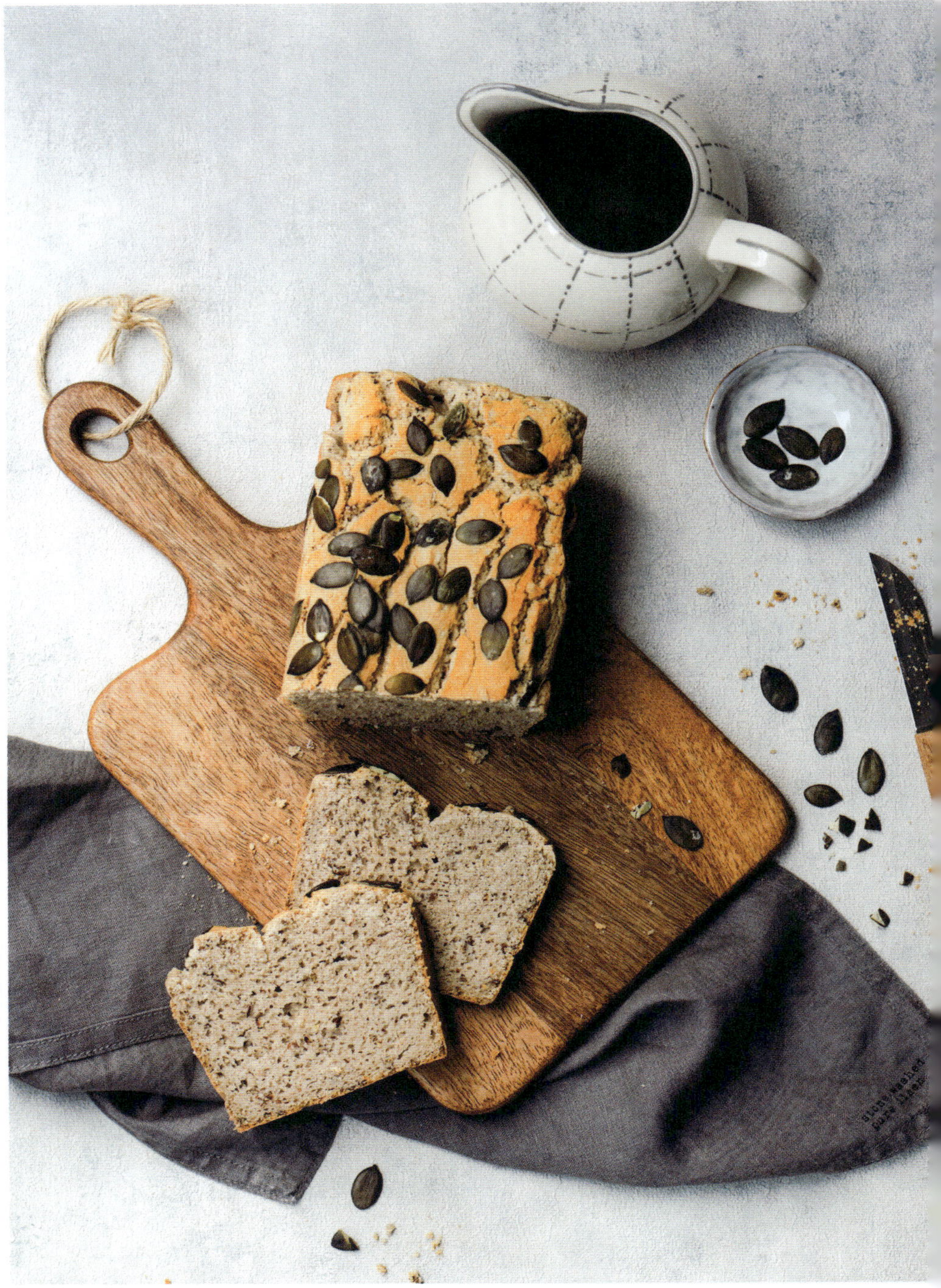

GLUTENFREIES BROT

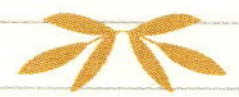

250 G	BUCHWEIZENMEHL
250 G	REISMEHL
½	WÜRFEL FRISCHE HEFE
	(ODER 1 PÄCKCHEN TROCKENHEFE)
600 ML	MANDELMILCH
3 EL	LEINSAMEN
1,5 TL	SALZ
1,5 TL	AHORNSIRUP
1 TL	OLIVENÖL
	KÜRBISKERNE

HEFE IN 200 ML WARMER MANDELMILCH AUFLÖSEN.

HEFEMILCH, MEHLE, RESTLICHE MANDELMILCH, LEINSAMEN, SALZ, AHORNSIRUP UND OLIVENÖL ZU EINEM TEIG VER-KNETEN. AN EINEM WARMEN ORT CA. 45–60 MINUTEN RUHEN LASSEN.

TEIG IN EINE EINGEFETTETE ODER MIT BACKPAPIER AUSGE-LEGTE KASTENFORM FÜLLEN. MIT KÜRBISKERNEN BESTREUEN.

BROT CA. 60 MINUTEN BEI 180 GRAD OBER-/UNTERHITZE BACKEN.

Histaminintoleranz

STÖRUNG DES HISTAMINABBAUS

Nicht ganz so bekannt und verbreitet wie die Laktose- und Fruktoseintoleranz ist die Unverträglichkeit von Histamin. Histamin ist ein Hormon, d. h. ein körpereigener Botenstoff, der in bestimmten Lebensmitteln vorkommt und von unserem Körper selbst hergestellt wird. Histamin spielt als Neurotransmitter (Botenstoff im Gehirn) bei den Nervenfunktionen eine wichtige Rolle und wird bei allergischen Reaktionen ausgeschüttet.

Normalerweise reguliert unser Körper die Histaminkonzentration eigenständig und sorgt mithilfe eines Enzyms dafür, dass ein bestimmtes Level nicht überschritten wird. Verschiedene Faktoren wie Alkohol oder Medikamente können jedoch dazu führen, dass eine zu geringe Menge des Enzyms hergestellt wird. Folglich kommt es zu einem Histaminüberschuss und typischen Symptomen wie Kopfschmerzen, Fließschnupfen, Hautrötungen, Juckreiz, Atembeschwerden, Herzklopfen, Nesselsucht oder Darmbeschwerden.

Was tun bei einer Histaminintoleranz?

Bestätigt sich eine Histaminintoleranz, kann das Enzym zur Unterstützung des Abbaus von Histamin aus der Nahrung im Darm supplementiert werden. Zusätzlich sollte eine Ernährungsumstellung erfolgen, in der histaminarme Lebensmittel in den Speiseplan integriert werden, wodurch sich die Aufnahme von Histamin reduziert, was zu einer Verbesserung der Beschwerden führt.

Histaminhaltige Lebensmittel:
Wein, reife Käsesorten, Fisch und Fischkonserven (Makrele, Hering, Sardine, Thunfisch), geräucherte Wurst- und Fleischsorten, Sojaprodukte, Sauerkraut, Tomaten, alkoholische Getränke und mehr.

Lebensmittel, die Histamin freisetzen (Histamin-Liberatoren):
Obst- und Gemüsesorten wie z. B. Auberginen, Ananas, Zitrusfrüchte, Tomaten (und Tomatenprodukte), Erdbeeren sowie Nüsse, Kakao, Schokolade, alkoholische Getränke und andere.

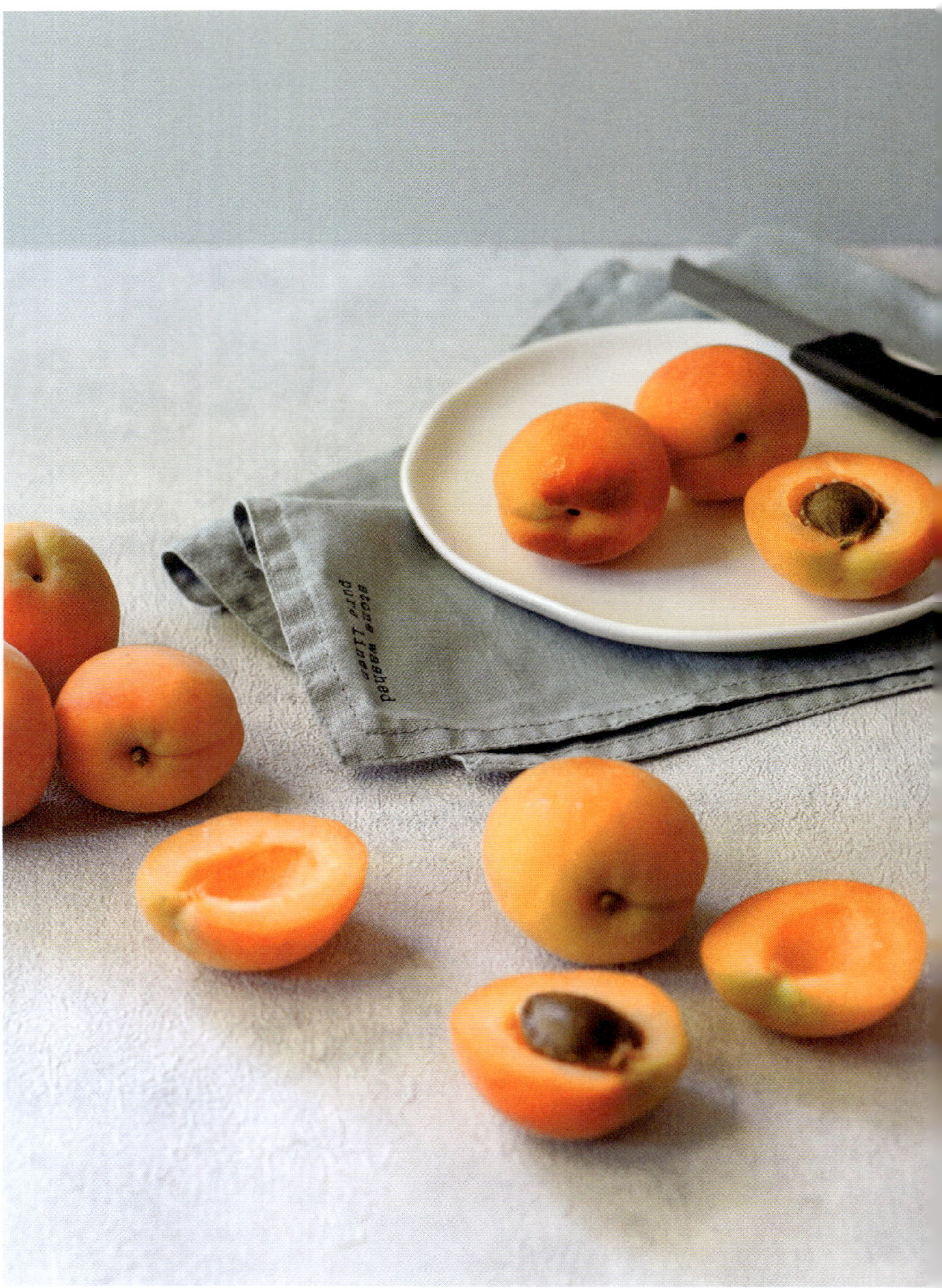
stone washed
pure linen

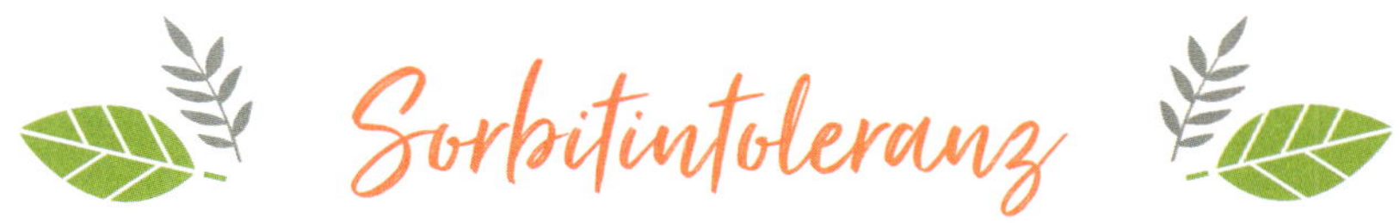

Sorbitintoleranz

ZUCKERAUSTAUSCHSTOFF MIT FOLGEN

Fans von zuckerfreiem Kaugummi haben sicher schon von Sorbit gehört – ein Zuckeraustauschstoff, der z. B. in vielen zuckerfreien Produkten sowie in Light- und Diätlebensmitteln, aber auch in verschiedenen Früchten enthalten ist. Sorbit, auch Sorbitol, Glucitol oder Hexanhexol genannt, zählt zu den Zuckeralkoholen und hat deutlich weniger Kalorien als herkömmlicher Zucker. Generell ist Sorbit unbedenklich, wirkt jedoch leicht abführend, sodass ab einer bestimmten Menge Sorbit jeder Mensch mit Verdauungsbeschwerden wie Bauchschmerzen, Blähungen oder Durchfall reagiert – meist ab etwa 20 bis 50 Gramm, zum Teil aber auch schon ab fünf Gramm. Zum Vergleich: Ein mit Sorbit gesüßter Kaugummi enthält schon 1,25 Gramm Sorbit.

Sorbithaltige Lebensmittel:
Kern- und Steinobst wie Äpfel, Birnen, Pfirsiche, Aprikosen, Pflaumen, Kirschen, Trockenfrüchte, Light-, Diät- und Diabetikerprodukte, zuckerfreie Kaugummis und Bonbons, Zahncreme, Medikamente und mehr.

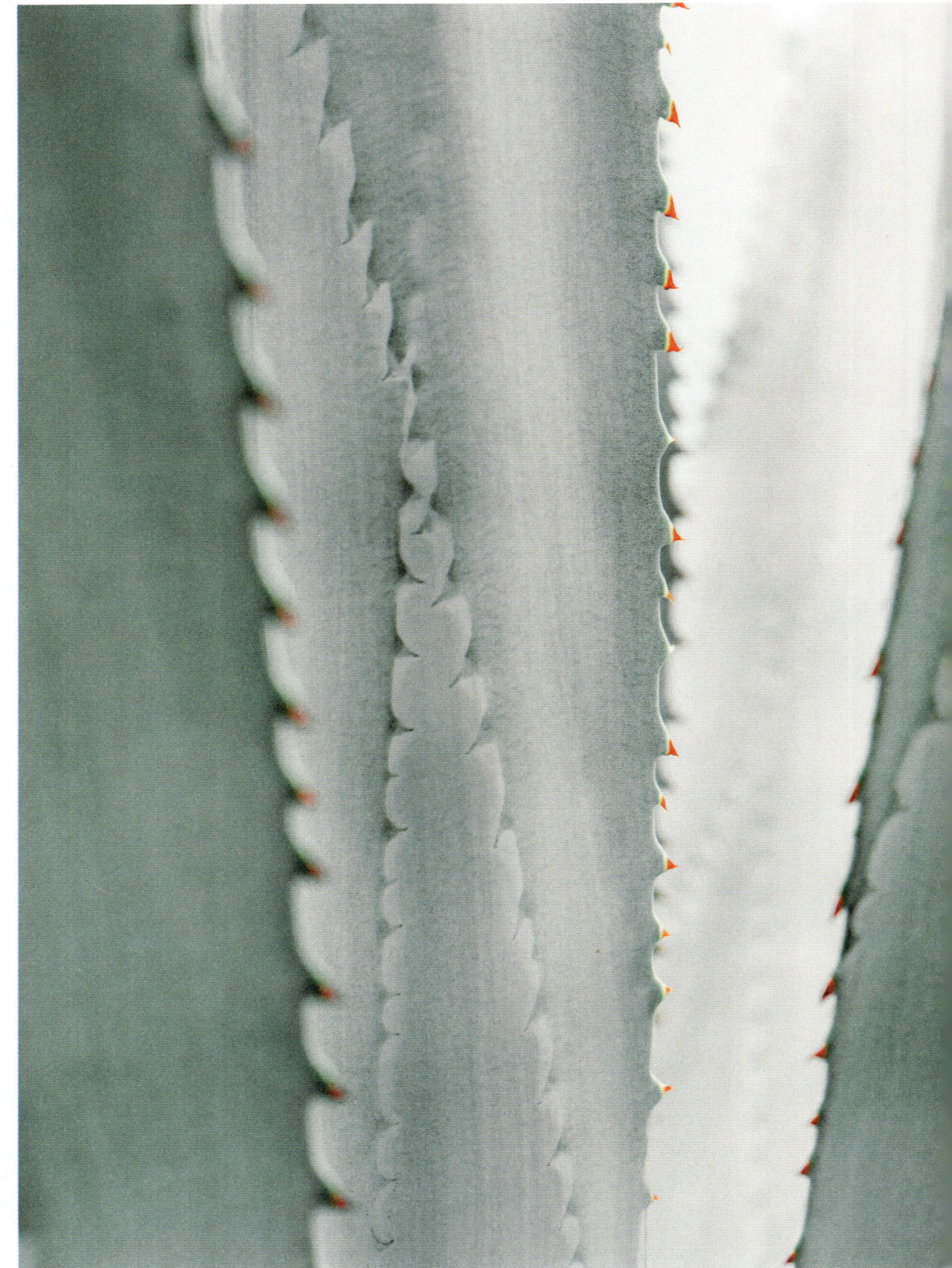

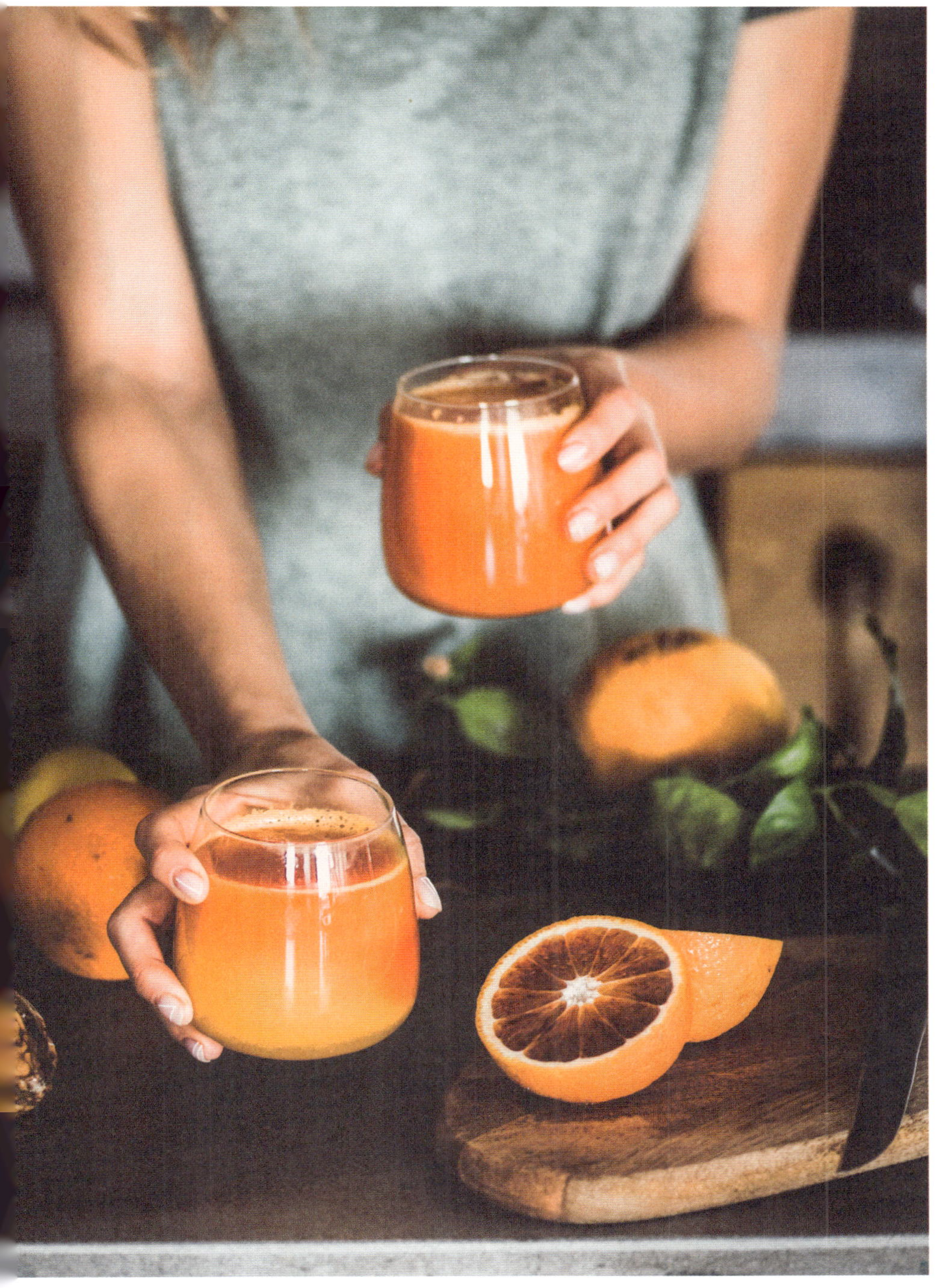

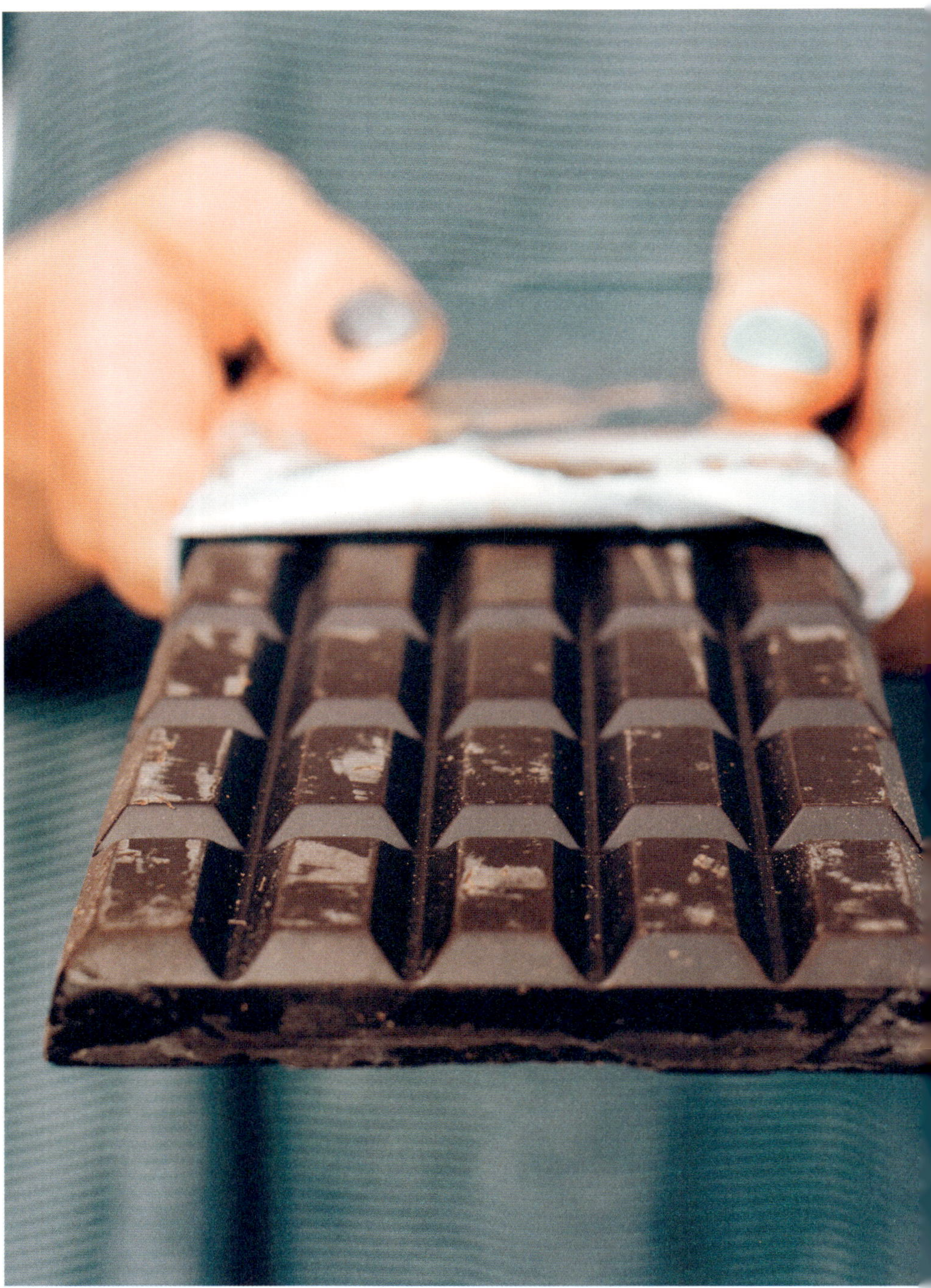

Das ist ja süß

ZUCKER UND GESÜNDERE ALTERNATIVEN

Die süße Versuchung in den unterschiedlichsten Formen, der kaum jemand widerstehen kann: Zucker. In Süßigkeiten, Kuchen, Softdrinks und Säften oder Eis, oft aber auch versteckt in vielen Fertiggerichten, Müsli oder Ketchup. Fakt ist, Zucker versorgt unsere Körperzellen und vor allem unser Gehirn sowie unsere Muskeln mit Energie. Doch was passiert in unserem Körper, nachdem wir einen Schokoriegel oder eine Kartoffel gegessen haben? Nach dem Verzehr von kurzkettigen Zuckermolekülen, wie sie in Süßigkeiten und anderen stark verarbeiteten Lebensmitteln vorkommen, schnellt unser Blutzuckerspiegel rasant in die Höhe. Daraufhin schüttet die Bauchspeicheldrüse das Hormon Insulin aus, das dafür sorgt, dass der Zucker zu den Zellen transportiert wird. Anschließend sinkt der Blutzuckerspiegel rapide ab und ein Hungersignal wird ausgelöst. Bei langkettigen Zuckermolekülen hingegen wie in Kartoffeln, Vollkornprodukten oder Hülsenfrüchten, bleibt der Körper von den krassen Ups and Downs des Blutzuckerspiegels verschont. Er bleibt stattdessen konstant, was für ein lang anhaltendes Sättigungsgefühl sorgt. Negativ wirken sich also in erster Linie die Zuckerarten aus, zu denen vor allem der Haushaltszucker gehört, auch bekannt als Rohrzucker, Industriezucker, weißer Zucker oder raffinierter Zucker.

Wie wirkt sich Zucker auf unseren Körper aus?

„Zucker macht dick und ist schlecht für die Zähne." Stimmt. Ein Zuviel an Zucker wird vom Körper in Fett umgewandelt und so eingelagert. Als Richtwert empfiehlt die Weltgesundheitsorganisation WHO nicht mehr als sechs Teelöffel am Tag, das entspricht 25 Gramm. Außerdem füttert Zucker Kariesbakterien. Doch nicht nur die. Zucker ist Nahrung für viele krankheitserregende Bakterien und Darmpilze. Regelmäßiger und übermäßiger Verzehr kann die Darmflora schädigen, was sich u. a. in Verdauungsbeschwerden und einem geschwächten Immunsystem äußert. Darüber hinaus kann eine anhaltende Überforderung der Bauchspeicheldrüse zu Krankheiten wie Diabetes führen. Bei der Verdauung von zuckerhaltigen Lebensmitteln werden zudem Vitamine und Mineralstoffe benötigt. In natürlichen Lebensmitteln wie Obst sind diese enthalten, nicht aber in Süßigkeiten & Co. Nicht zuletzt macht Zucker süchtig. Wer kennt nicht das Gefühl, irgendwann nicht mehr ohne seine heiß geliebte Schokolade leben zu können? Dies liegt daran, dass Zucker Auswirkungen auf den Dopamin- und Serotoninspiegel (zwei Botenstoffe im Gehirn) hat.

Wie entsteht Heißhunger auf Zucker?

Heißhunger auf Süßes kann verschiedene Ursachen haben: emotionale Gründe wie Kompensation von Stress, Gefühlen oder Langeweile, Blutzuckerschwankungen oder auch die erwähnte Zuckersucht. Was auch immer die Ursache ist – Heißhunger ist meist ein Zeichen, dass dem Körper etwas fehlt. Der erste Schritt raus aus der Zuckerfalle: ein Bewusstsein dafür erlangen, worin Zucker überall enthalten ist. Die Zutaten- und Nährwertangaben auf den Lebensmittelverpackungen verraten es dir. Gerade stark industriell verarbeitete Produkte wie Fertiggerichte, Müsli, Backwaren usw. beinhalten häufig jede Menge Zucker.

SO STOPPST DU HEISSHUNGERANFÄLLE AUF SÜSSIGKEITEN & CO.

1. Blutzuckerspiegel konstant halten

Um den Blutzuckerspiegel in Balance zu halten, sollte die Ernährung überwiegend vollwertig sein und aus unverarbeiteten Lebensmitteln und komplexen Kohlenhydraten (z. B. Obst, Hülsenfrüchte, Kartoffeln, Vollkornprodukte) bestehen. Das bedeutet gleichzeitig, Fertiggerichte, Fast Food, Süßigkeiten etc. so oft wie möglich meiden. Eine frische, ausgewogene Ernährung liefert dem Körper alle wichtigen Nährstoffe und sorgt dafür, dass wir lange satt bleiben – ohne permanente Snack-Attacken.

2. Richtig trinken

Häufig wird Hunger mit Durst verwechselt und man greift zu etwas Essbarem statt zu trinken. Wichtig ist es, täglich mindestens 1,5–2 Liter (kohlensäurefreies) Wasser zu trinken und möglichst auf gezuckerte Getränke wie Softdrinks, Säfte etc. zu verzichten.

3. Auf ausreichend Mineralstoffe achten

Mineralstoffe und Spurenelemente (Mineralstoffe, die der Mensch nur in sehr geringen Mengen benötigt) sind an vielen wichtigen Körperfunktionen beteiligt und somit lebensnotwendig. Heißhungeranfälle können auf einen Mangel an Chrom und Vanadium hindeuten – beides Spurenelemente, die an der Regulierung des Blutzuckerspiegels beteiligt sind. Chrom ist z. B. in Linsen und Vollkorn enthalten, Vanadium in Petersilie, Pilzen, pflanzlichen Ölen, Spinat und schwarzem Pfeffer.

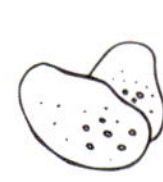
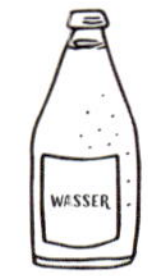

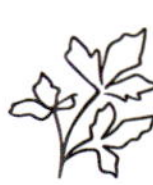

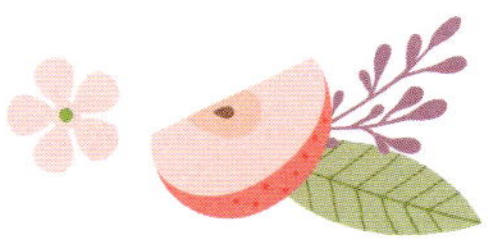

4. Gesunde „Tauschgeschäfte" suchen

Ein Austausch von Süßigkeiten durch gesündere Alternativen ist ein erster Schritt, um zuckerhaltige Lebensmittel zu reduzieren. Neben Obst und Trockenfrüchten sind z. B. Chia-Puddings oder Porridges eine gesunde Variante. Und wenn es doch einmal Schokolade sein soll, dann am besten dunkle Schokolade oder Schokolade mit Rohkakao wählen. Auch selber backen ist empfehlenswert, da man so die Zuckermengen und Süßungsmittel nach Belieben bestimmen kann.

Und außerdem: regelmäßige Stress-Auszeiten, Süßigkeitenvorräte vermeiden, Ablenkung an der frischen Luft oder beim Sport und Mahlzeiten achtsam zubereiten und genießen.

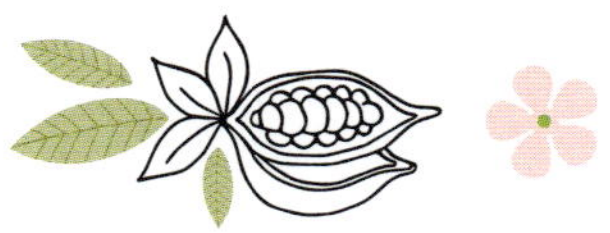

#SUGARNAMES

Apfelsüße, Dextrin, Dextrose, Dicksaft, Fruchtextrakt, Fruktose-Glukose-Sirup, Fruktose-Sirup, Gerstenmalz, Glukose, Glukose-Fruktose-Sirup, Glukose-Sirup, Karamell-Sirup, Laktose, Magermilchpulver, Maltodextrin, Maltose, Malzextrakt, Melasse, Molkenpulver, Oligofruktose, Raffinose, Reis-Sirup, Rohr-Rohrzucker, Rübensaft, Saccharose, Sorbit, Stärkesirup, Süßmolkenpulver, Vanillinzucker, Vollmilchpulver, Weizendextrin, Xylit

Gesündere Zuckeralternativen

Kokosblütenzucker – eingedickter, kristallisierter Blütensaft von Kokospalmen. Hat im Gegensatz zu Haushaltszucker einen niedrigen glykämischen Index und wirkt sich daher kaum auf den Blutzuckerspiegel aus. Ist nährstoffreich (enthält z. B. Mineralstoffe wie Eisen, Magnesium und Zink) und hat einen karamelligen Geschmack.

Dicksäfte und Sirupe (z. B. Agaven, Apfel, Ahorn, Birnen, Reis, Dattel) – konzentrierte Fruchtsäfte mit einem hohen Anteil an Fruchtzucker. Die Vital- und Mineralstoffe sowie die typischen Geschmacks- und Aromastoffe des ursprünglichen Lebensmittels bleiben erhalten. Dicksäfte und Sirupe sind vielseitig verwendbar.

Honig – wird von Honigbienen aus dem zuckerhaltigen Pflanzensaft von Blütenpflanzen produziert. Honig ist daher ein Naturprodukt mit zahlreichen Nährstoffen und wird vor der Abfüllung nicht verarbeitet oder verändert. Allerdings besitzt Honig eine höhere Süßkraft als Haushaltszucker und besteht zu 80 Prozent aus Zucker (Fruktose, Glukose, Mehrfachzucker).

Darüber hinaus gibt es Süßstoffe und Zuckeraustauschstoffe. Bei den Süßstoffen ist vor allem **Stevia** als pflanzlicher Zuckerersatz zu erwähnen – sehr viel süßer als Zucker, belastet aber die Bauchspeicheldrüse nicht. Auch Zuckeraustauschstoffe wie z. B. **Xylit** wirken sich kaum auf den Blutzuckerspiegel aus, können jedoch ab einer bestimmten Menge zu Blähungen, Durchfall und Völlegefühl führen.

Bevor dich die nächste Lust nach Süßem überkommt, hast du hier schon deine gesünderen Favoriten zur Hand:

Schokolade:

(z. B. Schokolade mit einem hohen Kakaoanteil)

Pudding & Dessert:

(z. B. Chia-Pudding, Rezept auf der nächsten Seite)

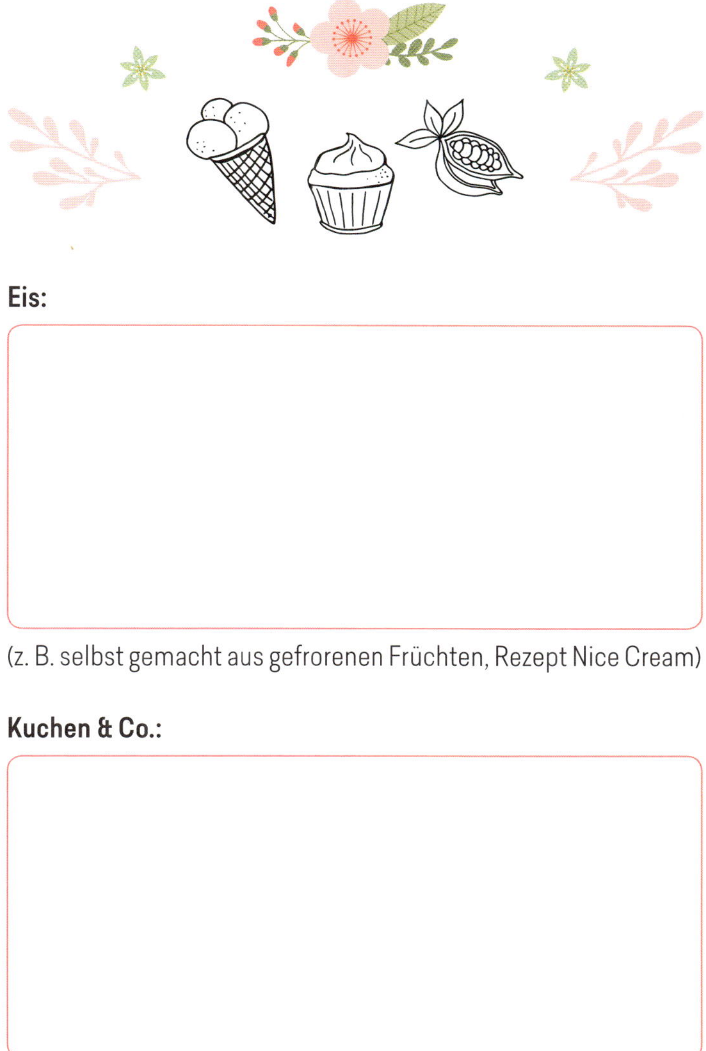

Eis:

(z. B. selbst gemacht aus gefrorenen Früchten, Rezept Nice Cream)

Kuchen & Co.:

(z. B. Selbstgebackenes wie Bananenbrot oder Apfel-Reiswaffeln)

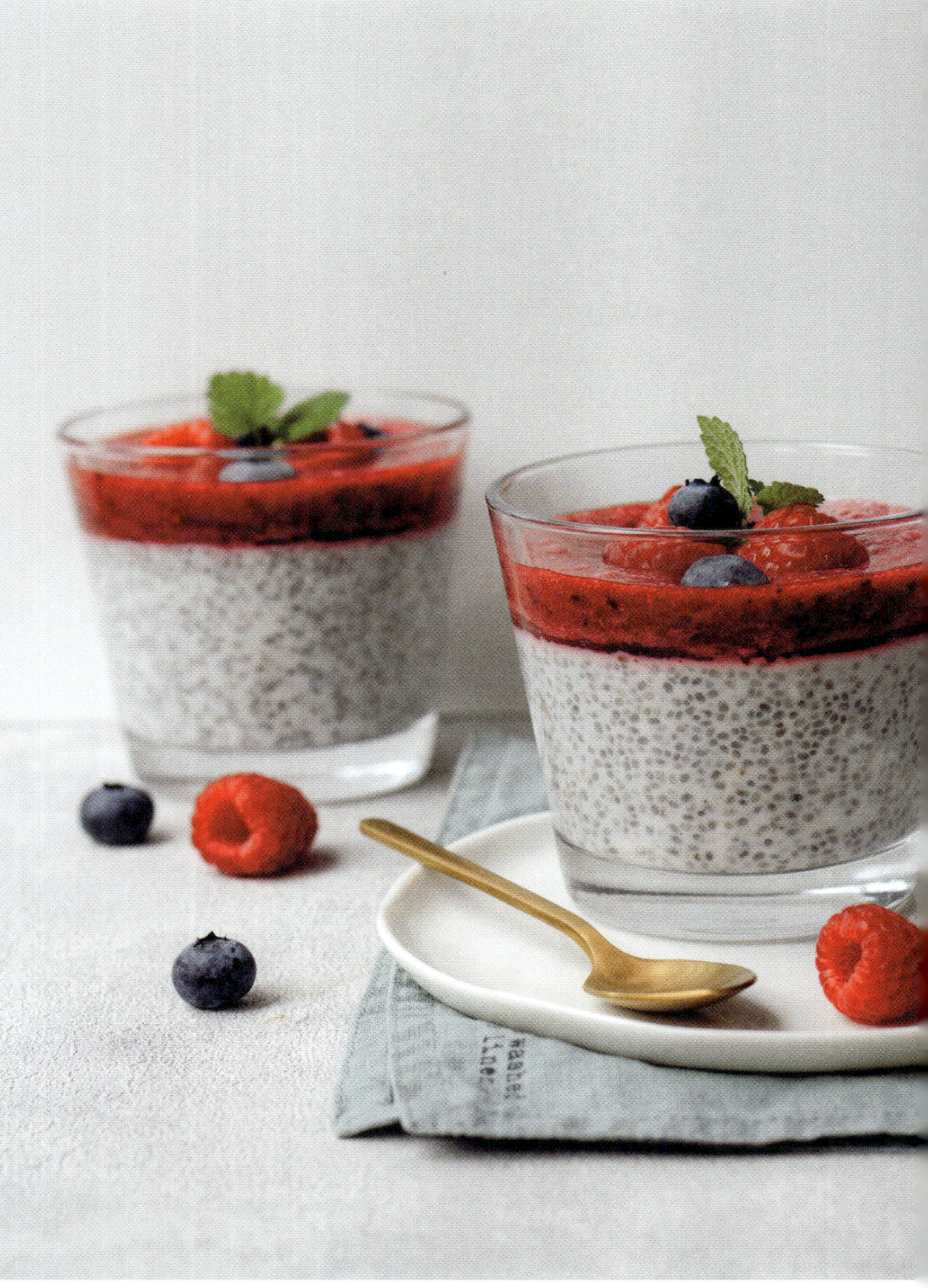

CHIA-PUDDING MIT BEEREN

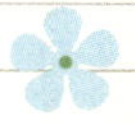

50 G	CHIA-SAMEN
100 G	KOKOSJOGHURT
200 ML	MANDELMILCH
1 MSP.	GEMAHLENE VANILLE
150 G	BEEREN
75 ML	WASSER
1 TL	ZIMT

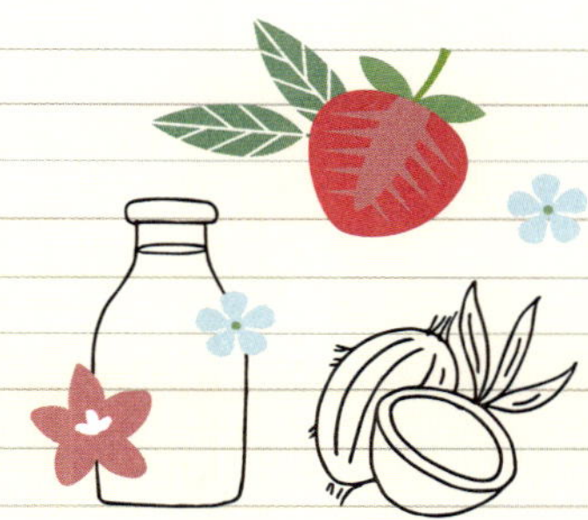

CHIA-SAMEN MIT KOKOSJOGHURT, MANDELMILCH UND VANILLE GUT VERMISCHEN.

AUF ZWEI GLÄSER VERTEILEN UND MINDESTENS 10 MINUTEN IM KÜHLSCHRANK QUELLEN LASSEN.

TOPPING: BEEREN MIT WASSER PÜRIEREN, MIT ZIMT ABSCHMECKEN UND ÜBER DEN CHIA-PUDDING GEBEN.

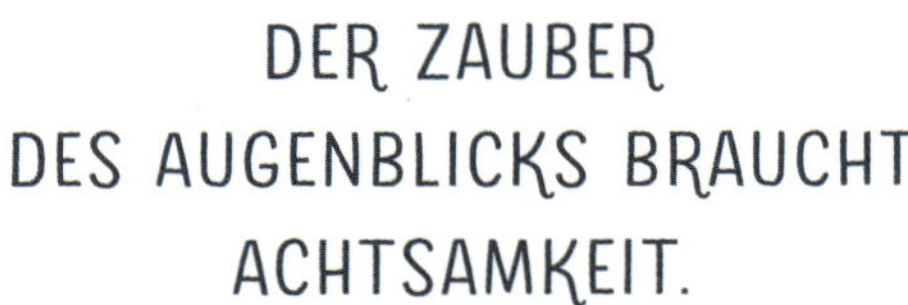

DER ZAUBER DES AUGENBLICKS BRAUCHT ACHTSAMKEIT.

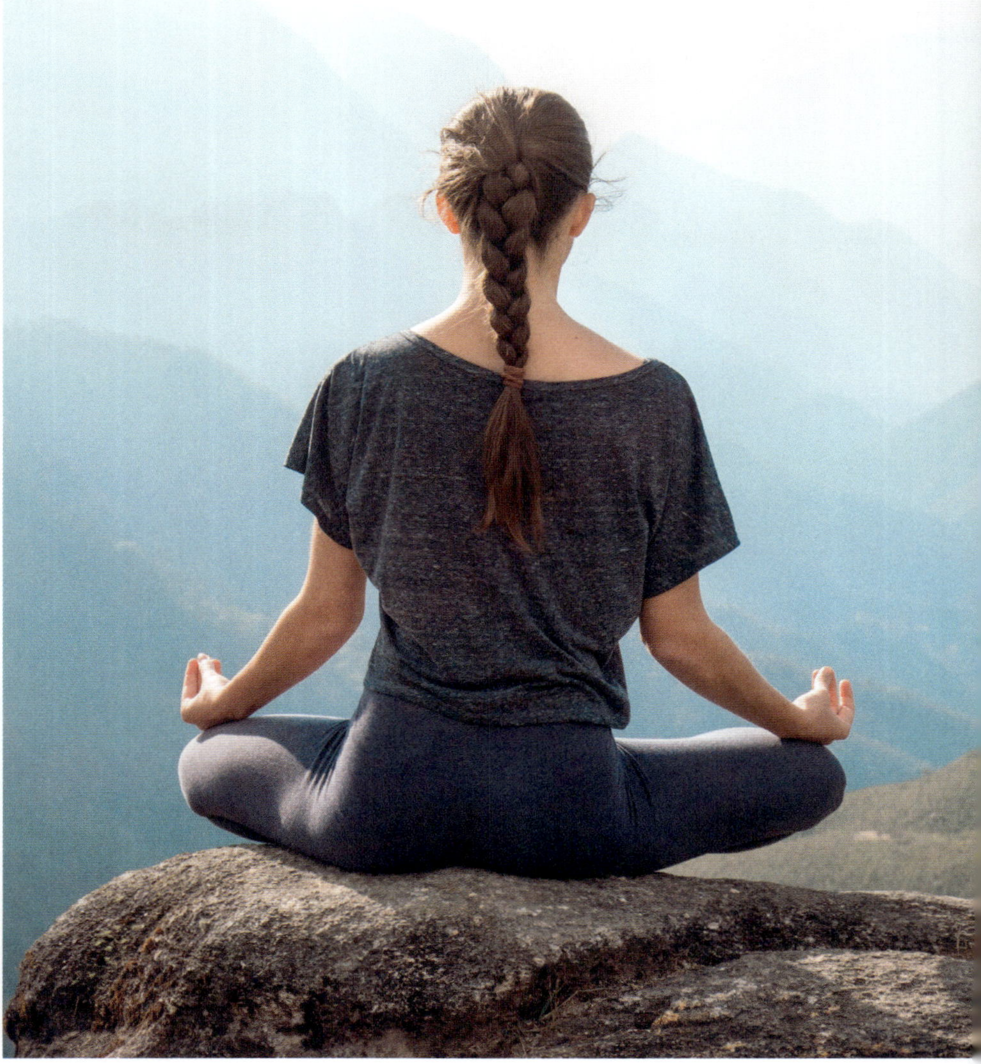

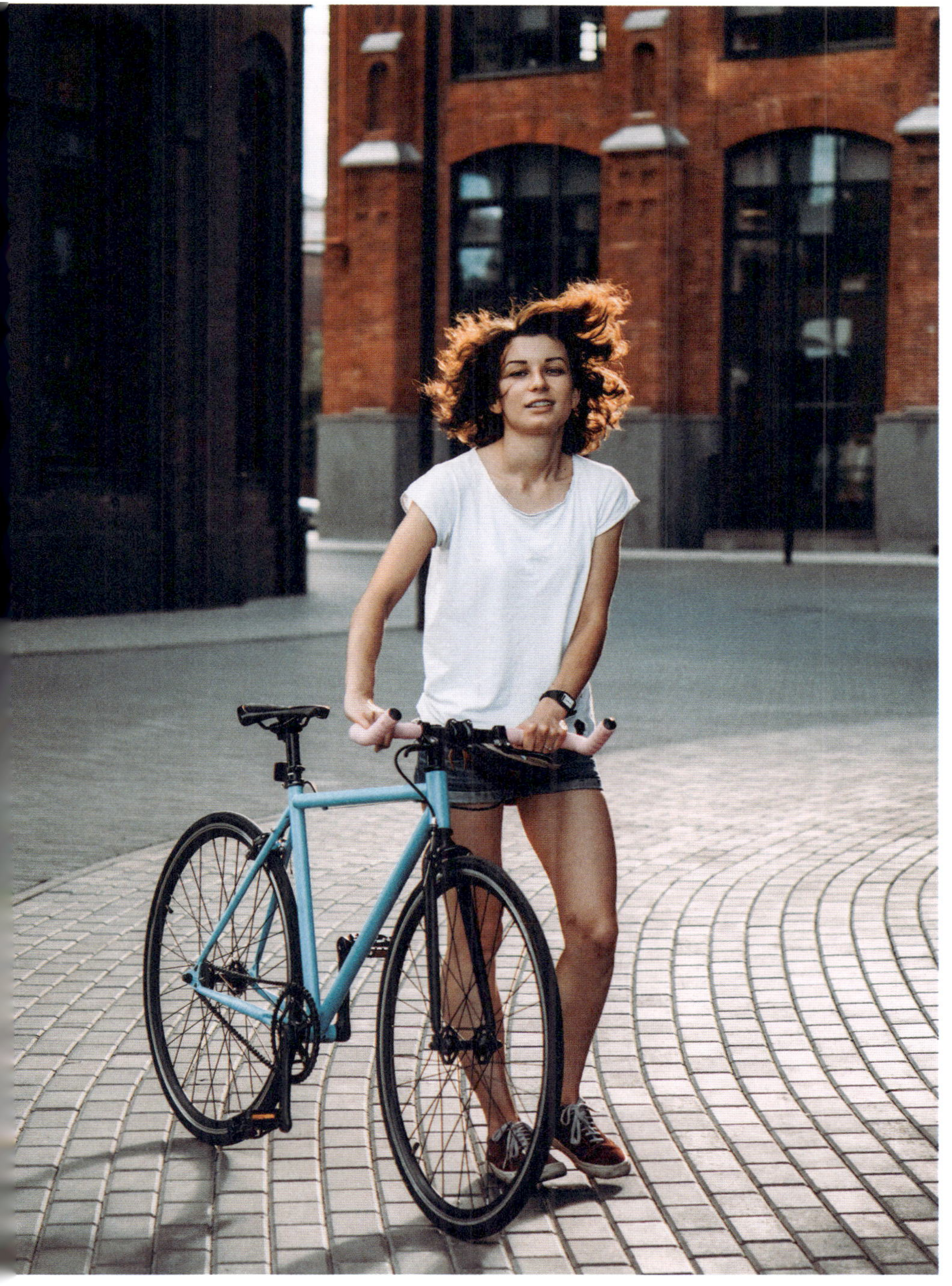

Bewegung – das A und O

Spaß, Hobby, Ausgleich, Stressabbau, Fitness, ein gutes Gefühl oder eher Zeitverschwendung, Qual, fehlende Motivation, Überwindung und ein zu großer innerer Schweinehund? Für den einen sind Sport und Bewegung fester und unverzichtbarer Bestandteil des Alltags, für den anderen eine ständige Herausforderung, verbunden mit einem schlechten Gewissen und dem Gefühl „da ginge noch mehr". Ja, wir alle wissen, Sport ist gut für unsere Gesundheit.

Was macht Sport genau mit uns?

Regelmäßige Bewegung ist heute wichtiger denn je. Die meisten Menschen sitzen zu viel – im Büro, in der Bahn, im Auto, vor dem Fernseher … Obwohl unser Körper evolutionär gesehen eigentlich auf ein Leben mit Bewegung ausgerichtet ist. Geben wir ihm nicht ausreichend davon, kann dies auf Dauer gesundheitliche Auswirkungen haben. Sport hat bereits vorbeugende Effekte und kurbelt unter anderem den Stoffwechsel an. Wer sich regelmäßig bewegt, hat es in der Regel leichter, sein Gewicht zu halten. Auch unsere Muskulatur, unsere Knochen und unser Rücken lieben Sport. Positiven Einfluss hat Sport zudem auf Herz-Kreislauf-Erkrankungen oder Diabetes. Bewegung senkt den Blutdruck und bringt unser Lymphsystem in Schwung. Ein aktiver Lebensstil hat aber auch positive Anti-Aging-Effekte. Sport verlangsamt die natürliche Alterung der Zellen.

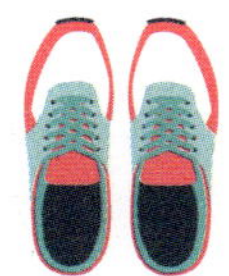

Die positiven Effekte auf unsere körperliche Gesundheit sind also enorm. Doch wie sieht es mit unserem geistigen Wohlbefinden aus? Schon kleine Bewegungseinheiten beeinflussen auch unsere Psyche und unsere Stressbewältigung. Der Körper kann Stress besser durch körperliche Bewegung und Sport verarbeiten als durch einen Abend auf der Couch. Dies liegt daran, dass die ausgeschütteten Stresshormone durch Bewegung schneller abgebaut werden können. Durch Bewegung werden vermehrt Hormone freigesetzt, die Stresshormone neutralisieren. Durch diese Glückshormone fühlen wir uns direkt nach dem Sport wohl und zufrieden. Wer regelmäßig Sport treibt, kann seine Stimmung dauerhaft aufhellen.

Finde deine Bewegung im Alltag

Wie viel Bewegung brauchen gesunde Menschen, um Krankheiten vorzubeugen? Das ist individuell verschieden. Die Leitlinie der Weltgesundheitsorganisation (WHO) empfiehlt Erwachsenen mindestens 150 Minuten moderate Bewegung pro Woche, etwa Radfahren oder Schwimmen. Die Alternative: 75 Minuten Sport mit kräftiger Intensität, wie Joggen oder Teamsport. An alle Sportmuffel oder -anfänger: Wer gleich von null auf hundert durchstarten will, wird vermutlich nicht dauerhaft durchhalten. Ähnlich wie bei gesunder Ernährung ist auch hier entscheidend, langsam zu starten und erste Schritte hin zu einem aktiveren Leben zu definieren.

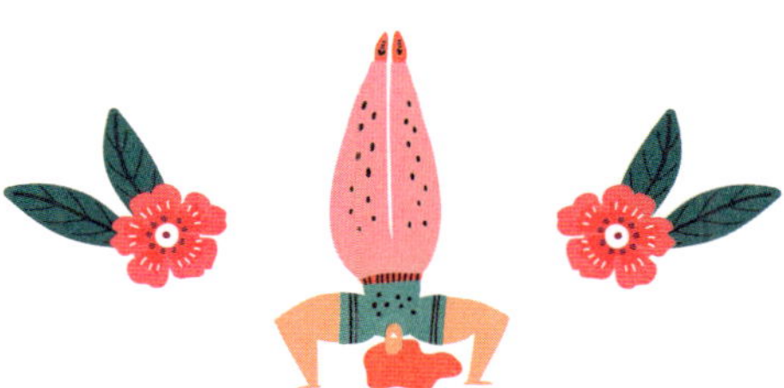

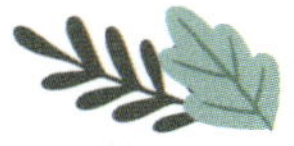 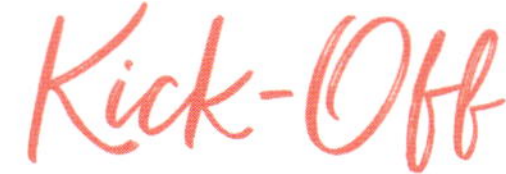 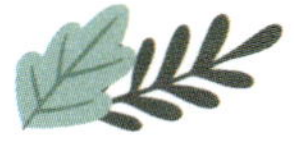

Kick-Off

DURCH KLEINE ALLTAGSVERÄNDERUNGEN:

- Den Weg zur Arbeit zu Fuß oder mit dem Rad zurücklegen
- Öfter mal die Treppe statt den Aufzug benutzen
- Das Auto bewusst ein paar Straßen weiter entfernt parken oder eine Haltestelle früher aussteigen
- Jeden Tag zu einem Song aus deiner Playlist tanzen

Mit einem (neuen) sportlichen Hobby durchstarten:
- Home-Workouts testen und schauen, was dir Spaß macht. Online findet man vielfältige kostenlose Angebote.
- Fitnessstudios oder Sportvereine bieten oft Gratis-Probestunden an.
- Wie wäre es mit einem Tanzkurs?
- Gemeinsam leichter: Team-Sportarten mit Freunden oder Arbeitskollegen

Ab in die Natur:
- Bewegung und Frische-Luft-Tanken bei einem Waldspaziergang pro Woche
- Ein neues (gebrauchtes) Fahrrad kaufen oder leihen und die Umgebung ganz neu erkunden
- Bewusstes Gassi Gehen mit deinem Hund und gemeinsam neue Wege erkunden
- Wandern, walken, joggen – du bestimmst dein eigenes Tempo.

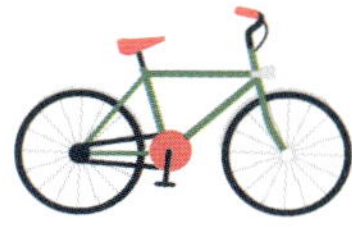

HABIT TRACKER BEWEGUNG

Mach den Zwei-Monate-Bewegung-im-Alltag–Check

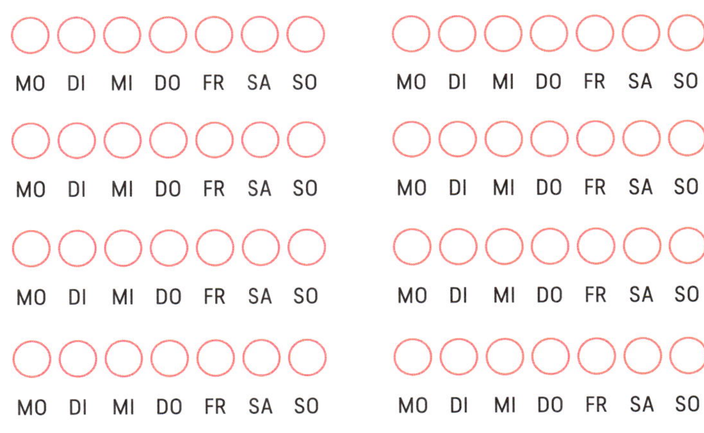

MO DI MI DO FR SA SO   MO DI MI DO FR SA SO

MO DI MI DO FR SA SO   MO DI MI DO FR SA SO

MO DI MI DO FR SA SO   MO DI MI DO FR SA SO

MO DI MI DO FR SA SO   MO DI MI DO FR SA SO

HABIT TRACKER SPORT

Mach den Zwei-Monate-Sport–Check

MO DI MI DO FR SA SO   MO DI MI DO FR SA SO

MO DI MI DO FR SA SO   MO DI MI DO FR SA SO

MO DI MI DO FR SA SO   MO DI MI DO FR SA SO

MO DI MI DO FR SA SO   MO DI MI DO FR SA SO

MEINE SPORTLICHEN ERFOLGSERLEBNISSE

Große und kleine Erfolgserlebnisse spornen an. Da Veränderung oft nicht so leicht fällt, schreib hier auf, was du schon geschafft hast. Auch kleine Erfolge zählen! Sei stolz auf dich!

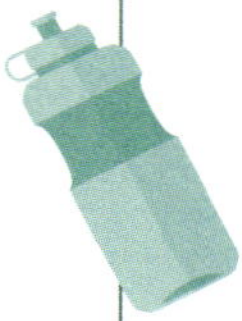

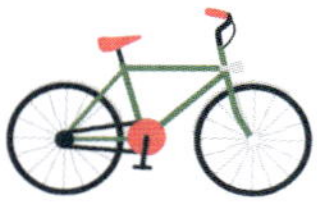

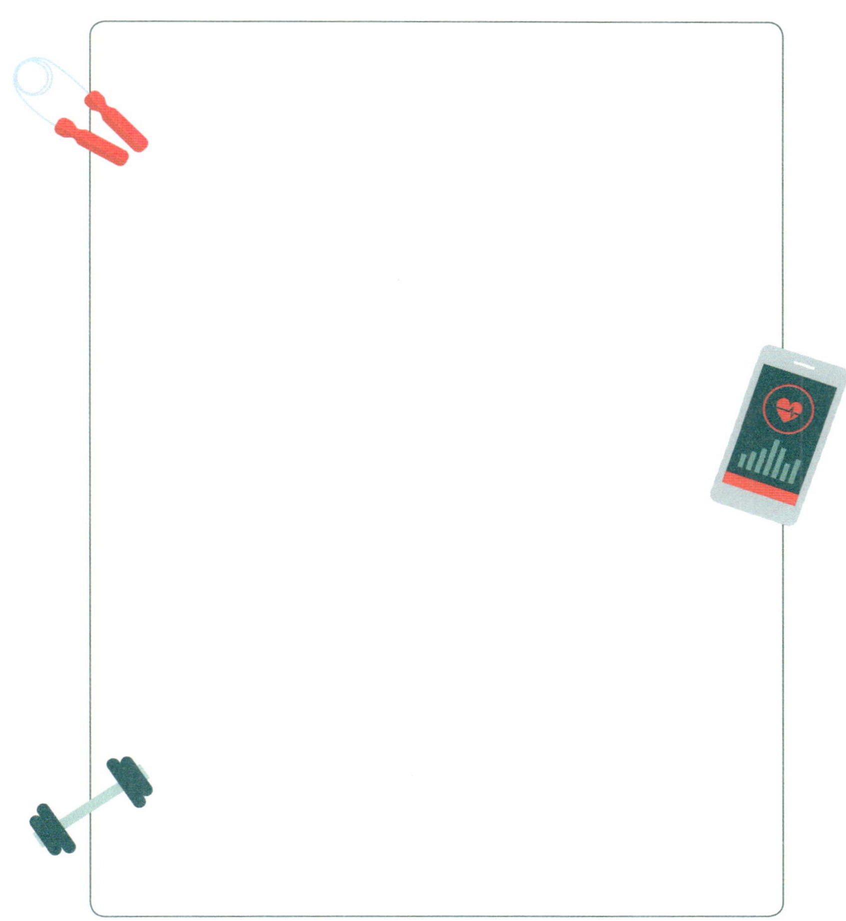

Tipp:
Sportliche Begleiter motivieren und verkürzen die Zeit:
Lieblingsmusik, Podcasts, Hörbücher, Aktivitäts-Tracker,
Fitness-Apps, Online-Communities oder gleichgesinnte
Trainingspartner, die keine Ausreden gelten lassen.

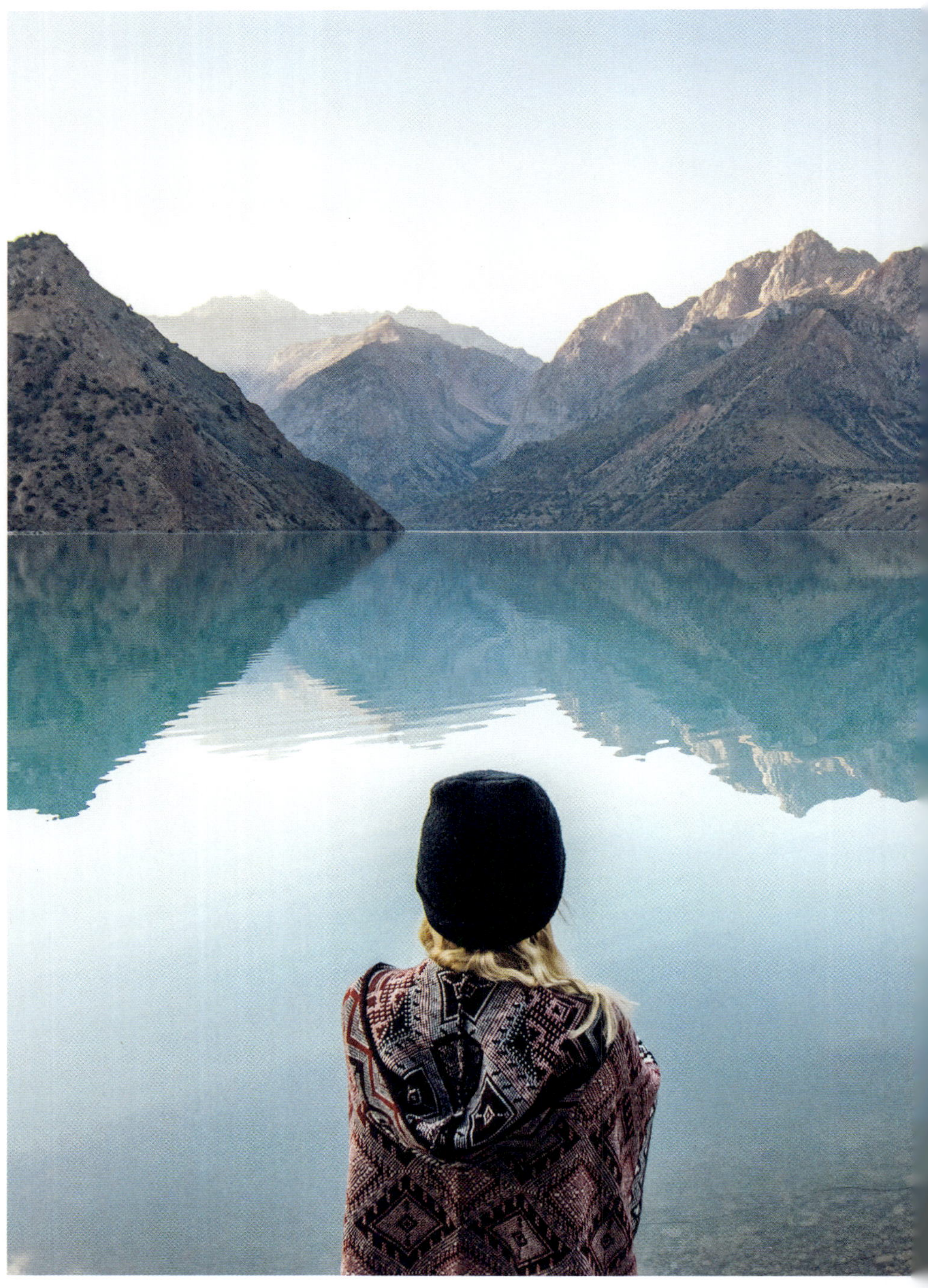

Gesunder Körper, gesunder Geist

So wie gesunde Ernährung und regelmäßige Bewegung großen Einfluss auf unsere körperliche Gesundheit und unser Wohlbefinden haben, gibt es auch Faktoren, die unsere geistige Gesundheit beeinflussen. Vor allem (chronischer) Stress ist in unserer Zeit einer der Hauptbelastungsfaktoren. Fast jeder kennt Stress und hat ihn schon selber erlebt. Dabei ist Stress eigentlich eine natürliche Reaktion unseres Körpers auf eine Herausforderung und war früher überlebenswichtig, um unseren Körper auf Gefahrensituationen durch Kampf oder Flucht vorzubereiten. Heute jedoch wird Stress oft zu einer Dauerbelastung mit zahlreichen negativen Auswirkungen auf Körper und Psyche.

Stress ist die Reaktion unseres Körpers auf sogenannte Stressoren, also Reize oder Einflüsse wie Zeitdruck, Lärm, Enge oder Veränderung. Nicht immer löst ein Stressor auch automatisch eine Stressreaktion aus. Ob Stress positiv oder negativ erlebt wird, hängt von verschiedenen Faktoren ab. Die meisten Menschen empfinden Stress als einen Zustand der Überforderung, sehr häufig im Job. Doch es gibt heute sehr viel mehr Stressfaktoren als nur die am Arbeitsplatz.

- Arbeit (zu viel Arbeit, Multitasking, Termin- und Leistungsdruck etc.)
- Hohe Ansprüche an sich selbst
- Termindruck in der Freizeit
- Doppelbelastungen (z. B. durch Job und Familie)
- Krankheit und Tod
- Ständige Erreichbarkeit
- Bewegungsmangel
- Ungesunde Ernährung
- Schlaf- und Erholungsmangel
- Streit und Konflikte
- Unzufriedenheit, (finanzielle) Sorgen, Zukunftsängste

Endlich raus aus der Stressfalle

Strategien zur Stressbewältigung gibt es viele: Sport, Entspannungsübungen, gesunde Ernährung, Prioritäten setzen, bewusste Auszeiten planen … Eine besondere Bedeutung im Rahmen des Stressmanagements hat Achtsamkeit in den letzten Jahren erlangt. Das Gedankenkarussell für einen Moment anhalten, innehalten, bewusst alle Sinneseindrücke wahrnehmen, die Aufmerksamkeit auf das richten, was gerade ist, ohne zu urteilen. Genau dann sind wir frei von allem, was war und was sein wird, wir sind ganz im Hier und Jetzt.

Mithilfe regelmäßiger Meditation trainieren wir unseren Geist, sich auf das nicht-wertende Gewahrsein des gegenwärtigen Augenblicks zu fokussieren. Ergänzt werden diese Praktiken durch informelle Alltagssituationen. Hast du schon einmal achtsam einen Apfel gegessen?

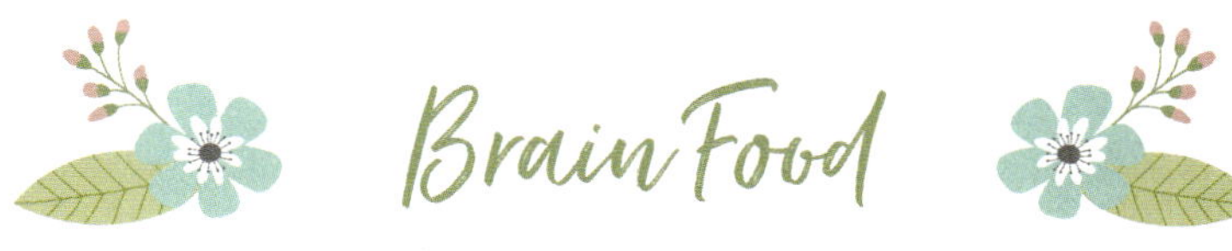

NAHRUNG FÜRS GEHIRN?

Unser Gehirn steuert einen Großteil lebenswichtiger Körperfunktionen, ist für unser Denken sowie unser emotionales Empfinden verantwortlich. Dafür benötigt es etwa ein Fünftel unseres täglichen Energiebedarfs und ist damit das Organ mit dem höchsten Energieverbrauch. Diese Energie gewinnt unser Körper in erster Linie aus Glukose. Um eine gleichmäßig hohe Energieversorgung zu gewährleisten, sind komplexe Kohlenhydrate wichtig, die neben dem Zucker noch andere Nährstoffe enthalten und unseren Blutzuckerspiegel konstant halten (z. B. Vollkornprodukte, Hülsenfrüchte, Gemüse und Obst).

Um richtig funktionieren zu können, braucht unser Gehirn darüber hinaus Wasser. Und zwar viel! Trinken wir zu wenig, können Kopfschmerzen, Müdigkeit oder Konzentrationsstörungen die Folge sein. Neben Wasser besteht unser Gehirn zu einem Großteil aus Fetten. Gesunde Fette wirken wie ein Turbo für die Leistungsfähigkeit unseres Gehirns. Eine wichtige Fettsäure ist DHA (Docosahexaensäure), eine Omega-3-Fettsäure. DHA-haltige Lebensmittel sind fettreiche Fischarten wie Thunfisch, Makrele, Lachs, Forelle, Sardine, pflanzliche Öle wie Rapsöl, Hanföl, Leinöl, Walnussöl, Nüsse und Samen wie Chia-Samen, Leinsamen, Walnüsse und Mandeln.

Kurz gesagt: Als Brain Food können wir die Lebensmittel bezeichnen, die nicht nur unsere Muskeln und Organe, sondern auch unser Gehirn mit wertvollen Nähr- und Vitalstoffen versorgen.

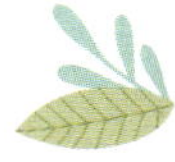
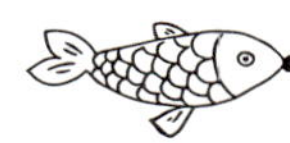
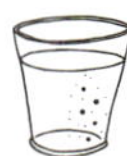
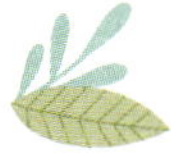

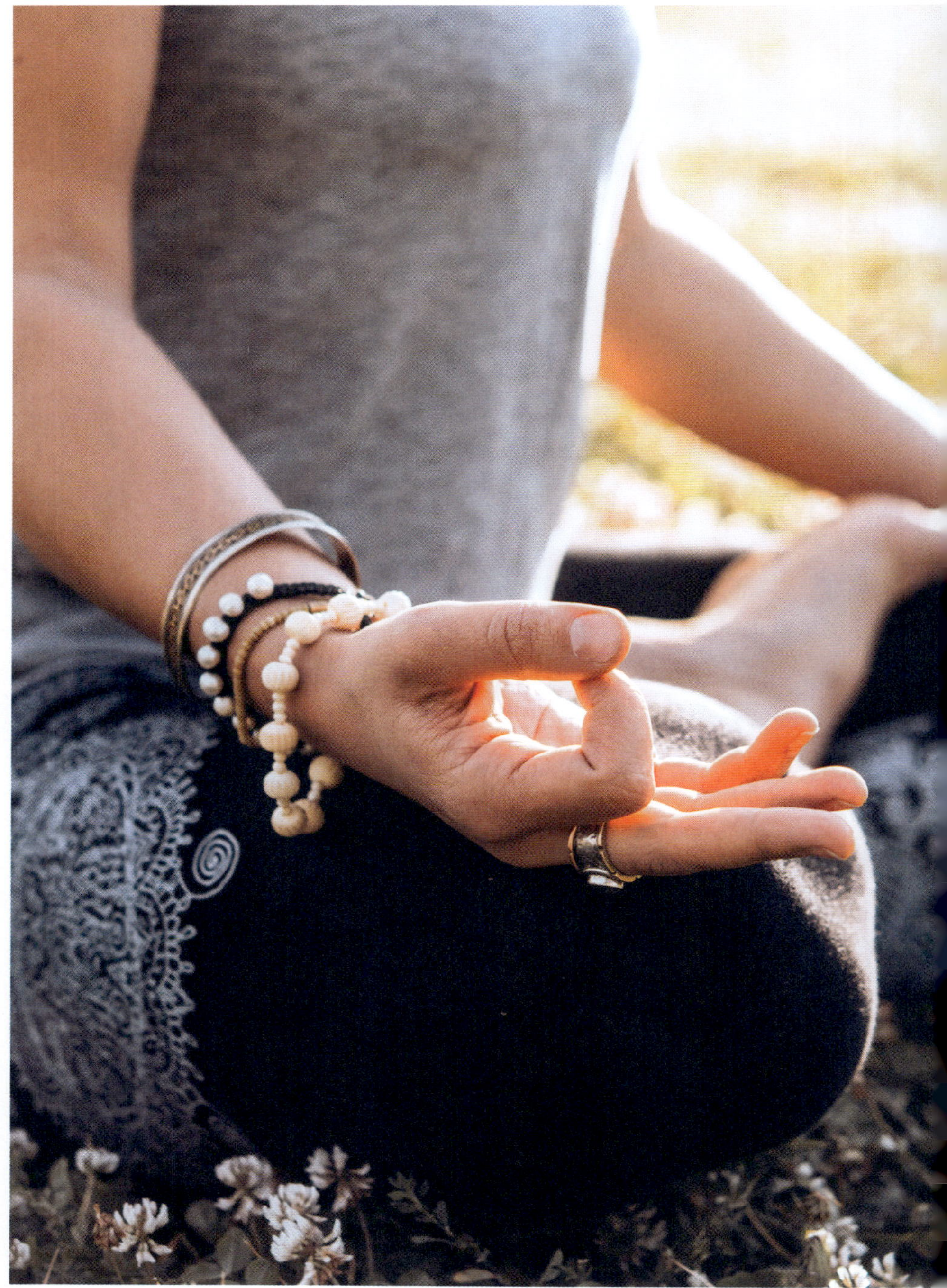

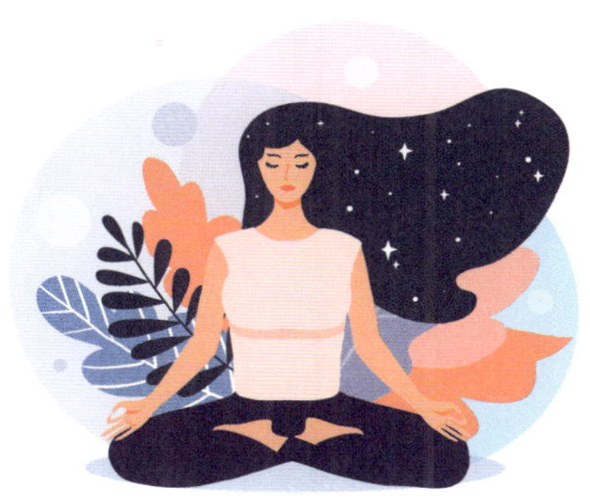

Gedanken

DIE KRAFT DESSEN, WAS WIR DENKEN

Auch unsere Gedanken haben großen Einfluss darauf, wie es uns geht, wie wir fühlen und unseren Alltag erleben. Oft sind Vergleiche mit anderen die Ursache dafür, dass wir uns schlecht fühlen, oder aber ein fehlendes Bewusstsein, sich an kleinen (scheinbar selbstverständlichen) Dingen zu erfreuen. Um seine eigenen eingefahrenen Denkmuster zu verlassen, muss man sich im ersten Schritt darüber bewusst werden und wahrnehmen, was und wie man denkt. Auch hier hilft Meditation. Und Affirmationen, also kurze positive Sätze, die das beinhalten, was man erreichen möchte, helfen bei der „Umprogrammierung" unserer Gedanken.

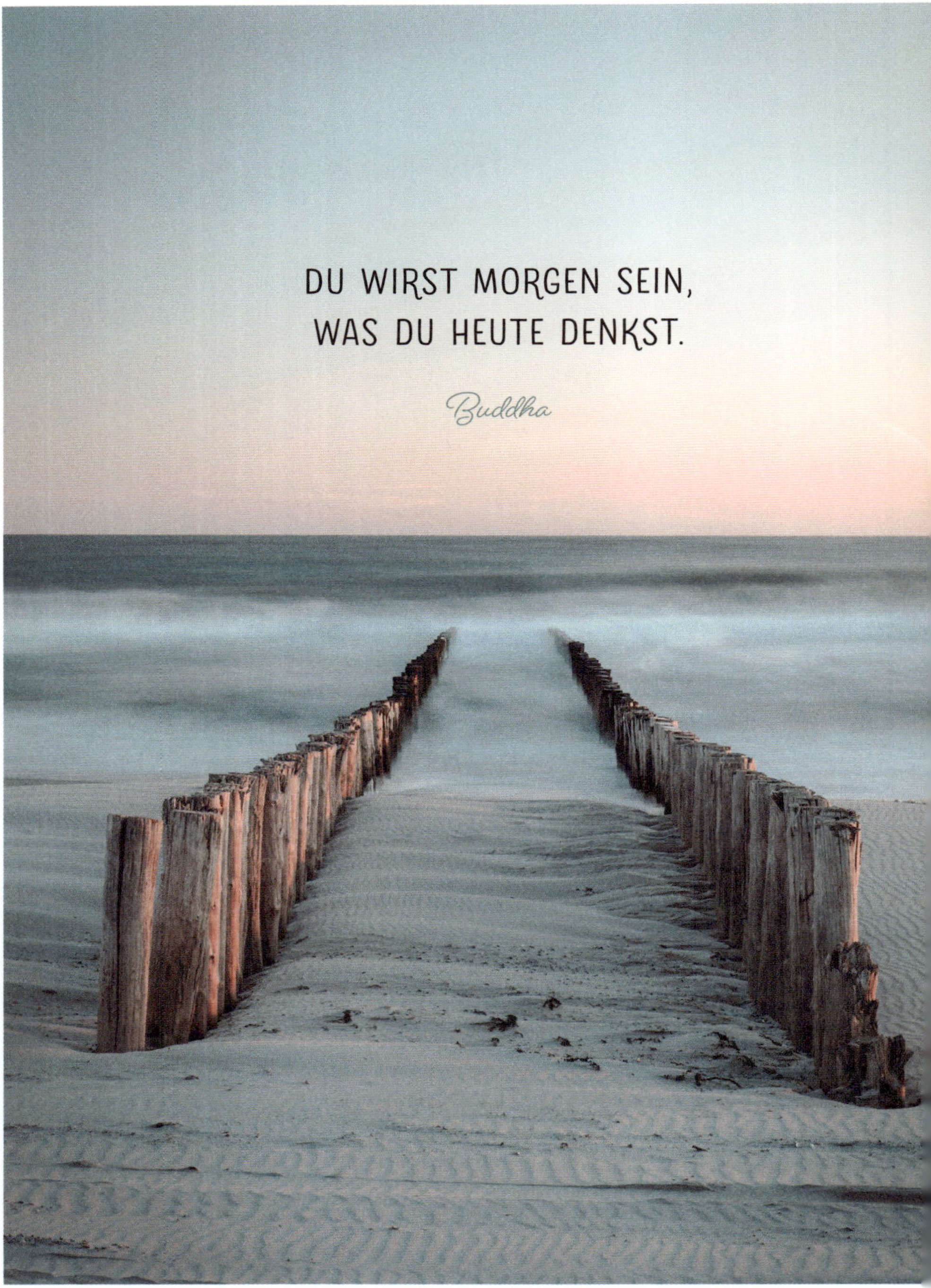

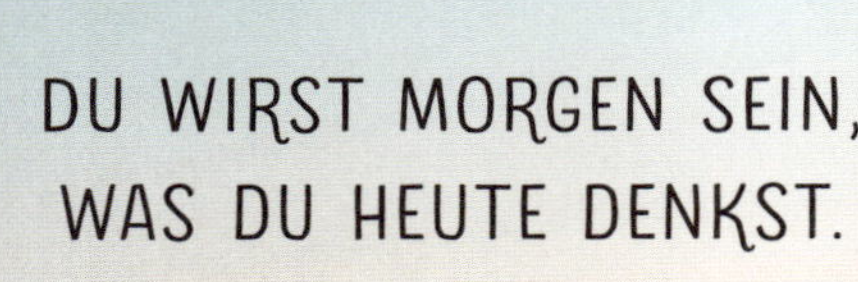

DU WIRST MORGEN SEIN,
WAS DU HEUTE DENKST.

Buddha

Achtsamkeitsübung

Atemtechnik für zwischendurch

Über die Atmung kommst du schnell und jederzeit zurück ins Hier und Jetzt. Das Tolle: Du kannst Atemübungen überall ausführen, egal ob unterwegs, im Büro oder zu Hause. Du brauchst nichts außer deinen eigenen Atem.

1. Minute:

Alle Gedanken, Gefühle und Empfindungen bewusst wahrnehmen, ohne zu bewerten.

2. Minute:

Deinen Atem beobachten und fühlen, wie jeder Atemzug in den Körper hineinwandert und ihn wieder verlässt.

3. Minute:

Deinen Körper als Ganzes wahrnehmen und entspannt weiteratmen.

Nutze die Kraft der Gedanken

Beim Verlassen festgefahrener Gedankenstrukturen und störender Glaubenssätze, die uns daran hindern, neue Wege zu gehen, helfen Affirmationen. Also einfache, kurze und positiv formulierte Sätze, die jeden Tag wiederholt werden, um unsere Gedanken in eine neue Richtung zu lenken.

Auf den nächsten Seiten findest du inspirierende Affirmationskarten zum Heraustrennen. Entweder du wählst täglich eine andere Affirmation oder du suchst dir deine Lieblingsaffirmation aus und stellst diese Karte an einem schönen Ort auf, wo sie dir immer wieder in den Blick gerät.

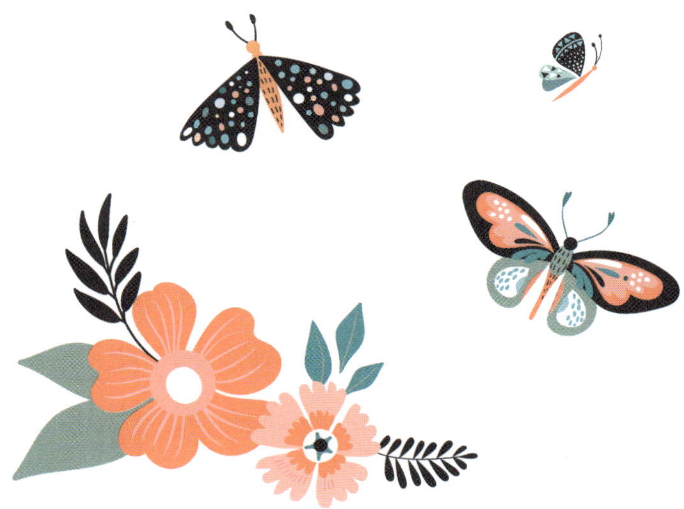

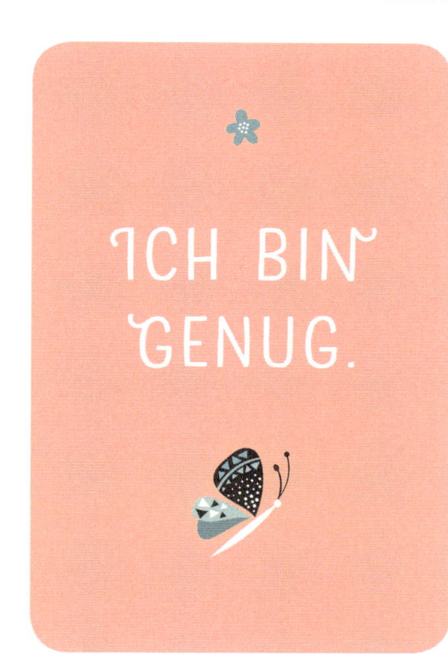
ICH BIN
GENUG.

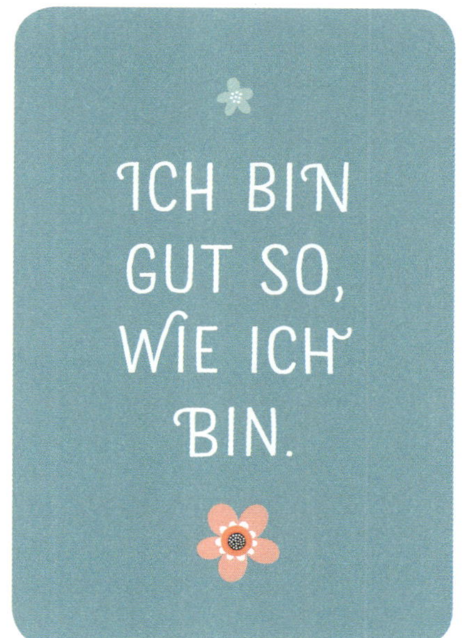
ICH BIN
GUT SO,
WIE ICH
BIN.

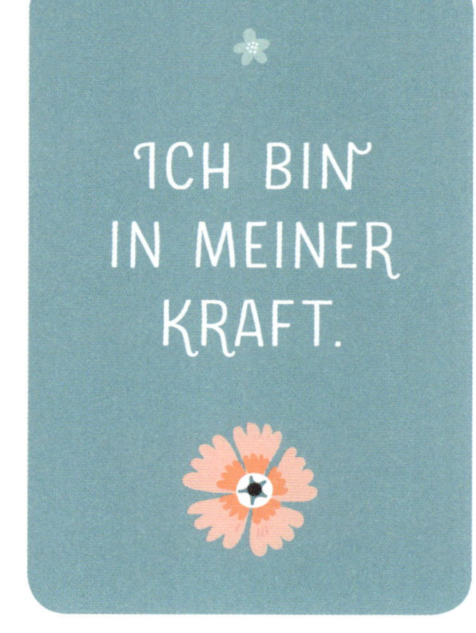
ICH BIN
IN MEINER
KRAFT.

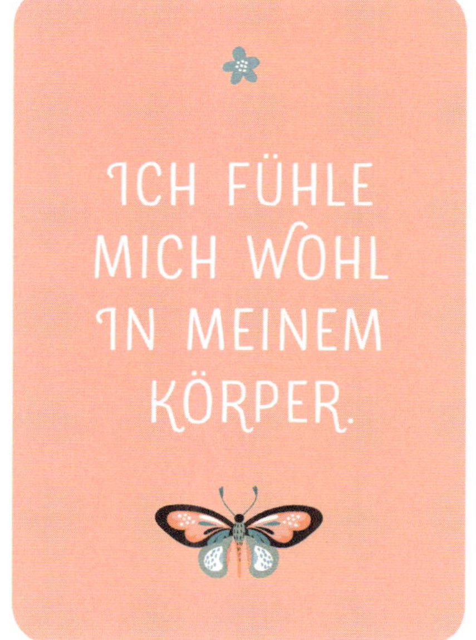
ICH FÜHLE
MICH WOHL
IN MEINEM
KÖRPER.

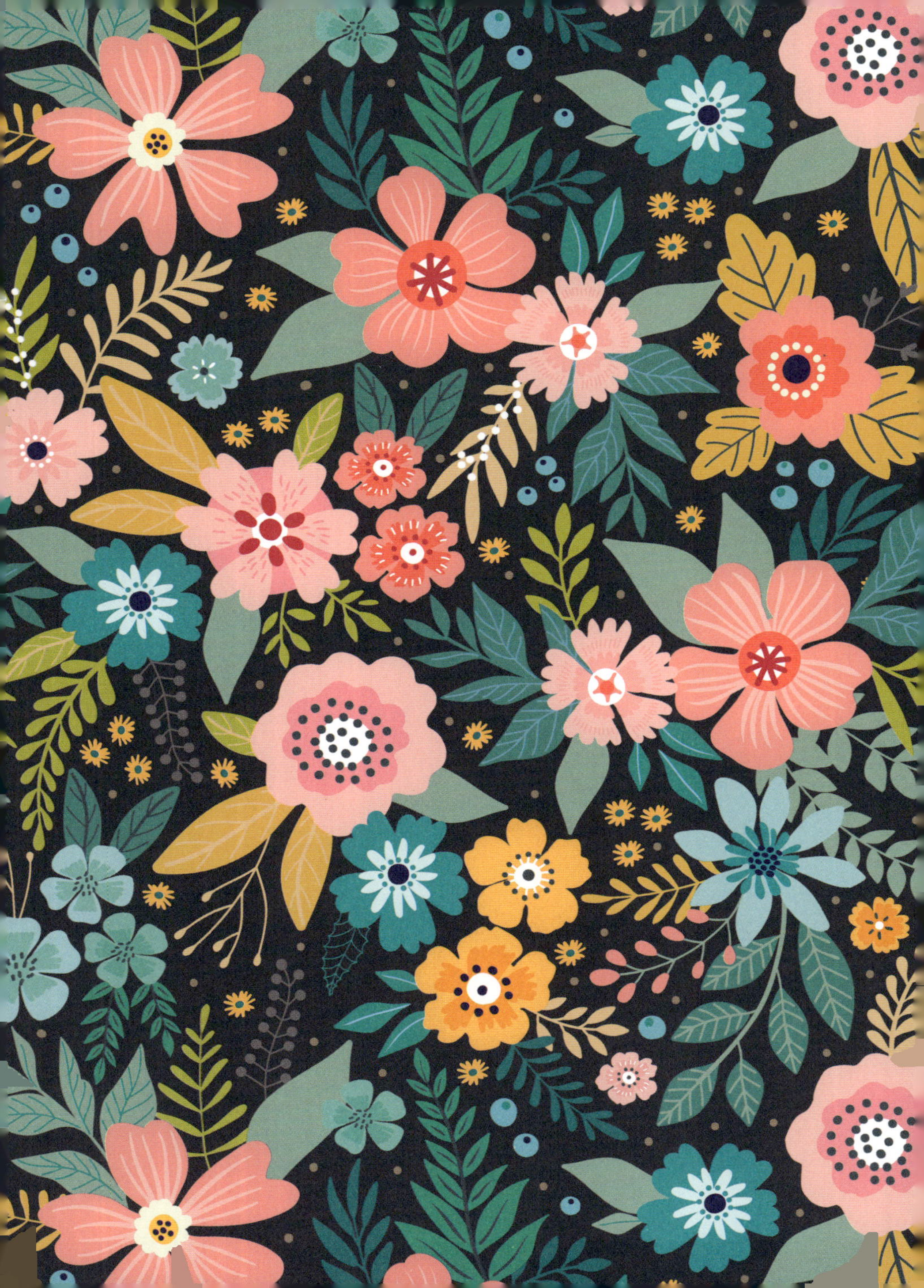

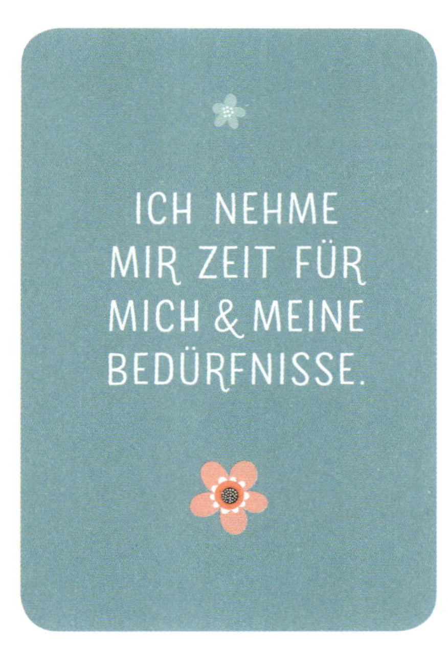

ICH NEHME
MIR ZEIT FÜR
MICH & MEINE
BEDÜRFNISSE.

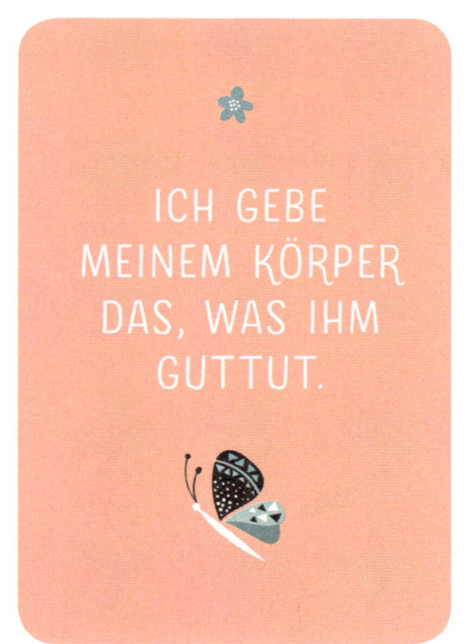

ICH GEBE
MEINEM KÖRPER
DAS, WAS IHM
GUTTUT.

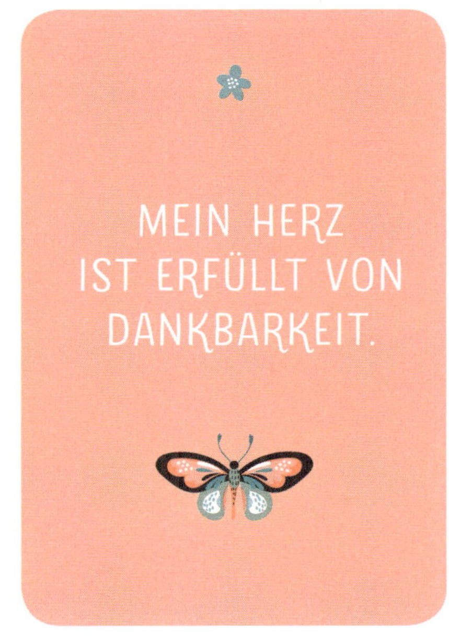

MEIN HERZ
IST ERFÜLLT VON
DANKBARKEIT.

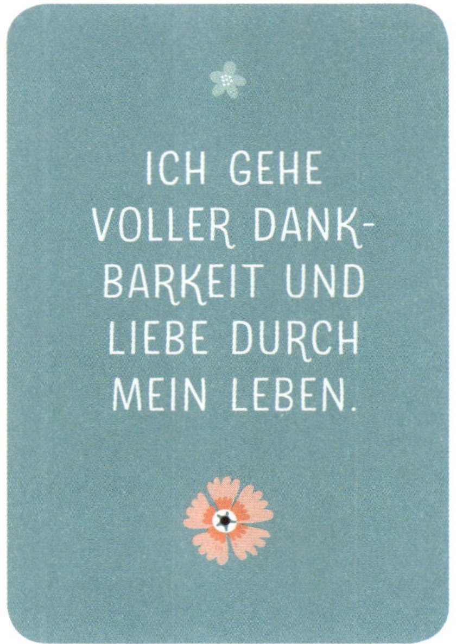

ICH GEHE
VOLLER DANK-
BARKEIT UND
LIEBE DURCH
MEIN LEBEN.

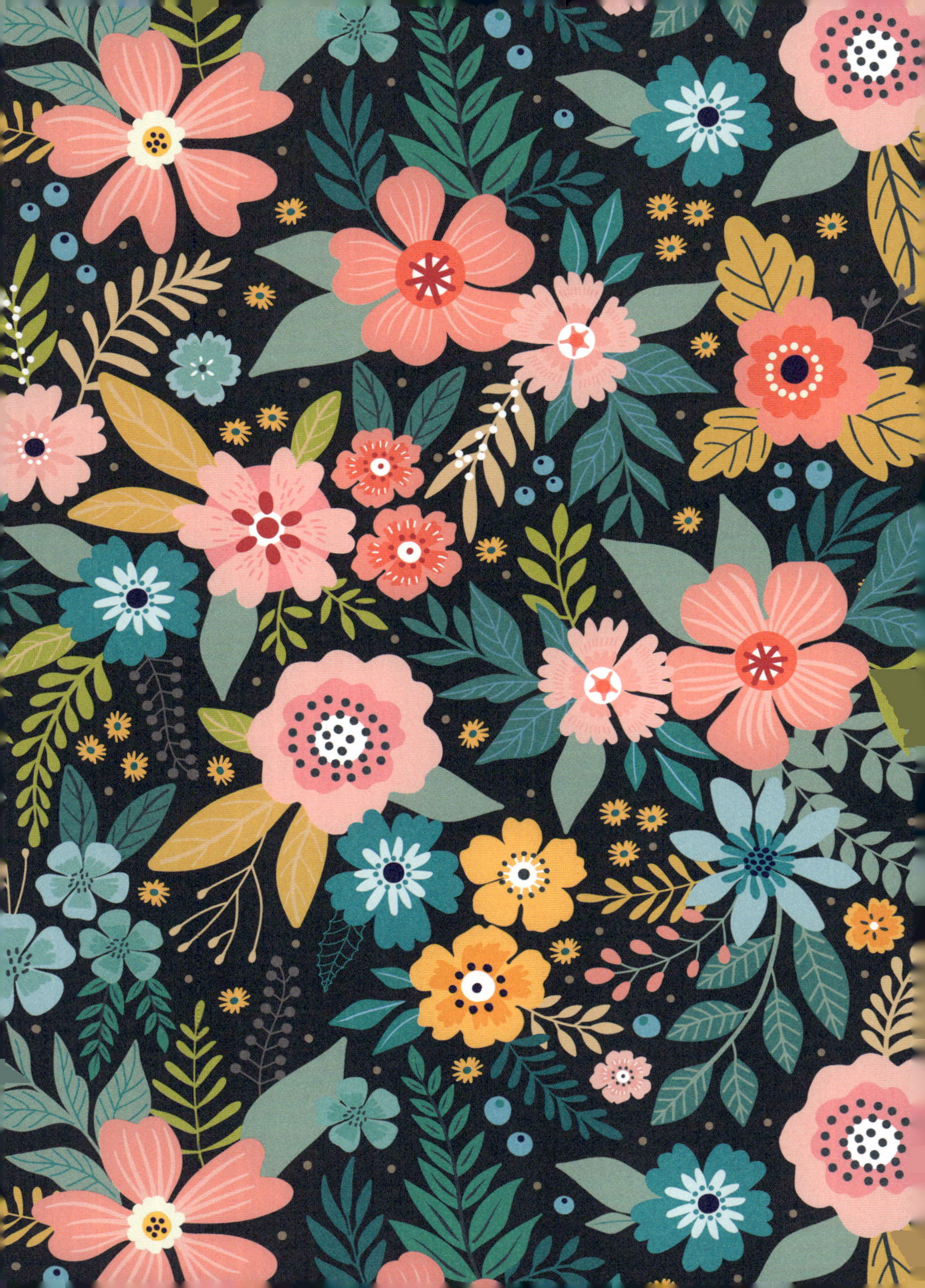

THERE IS NO WAY TO HAPPINESS.
HAPPINESS IS THE WAY.

Thich Nhat Hanh

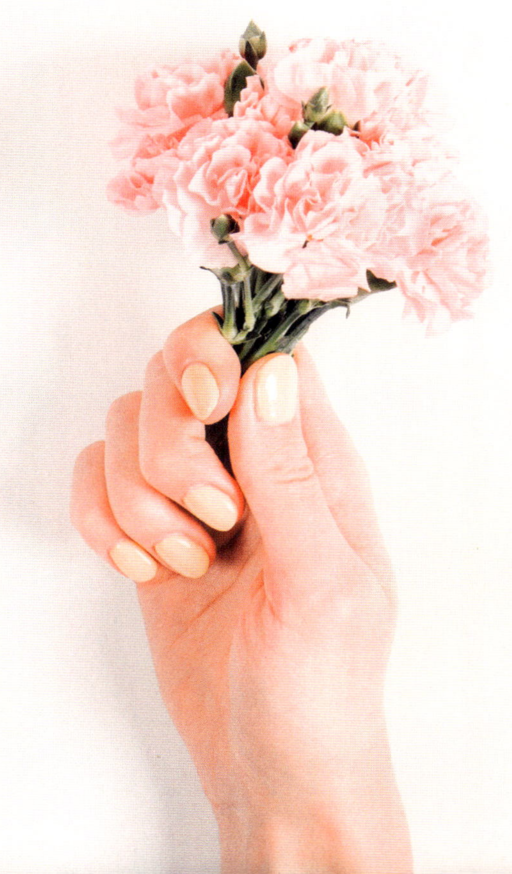

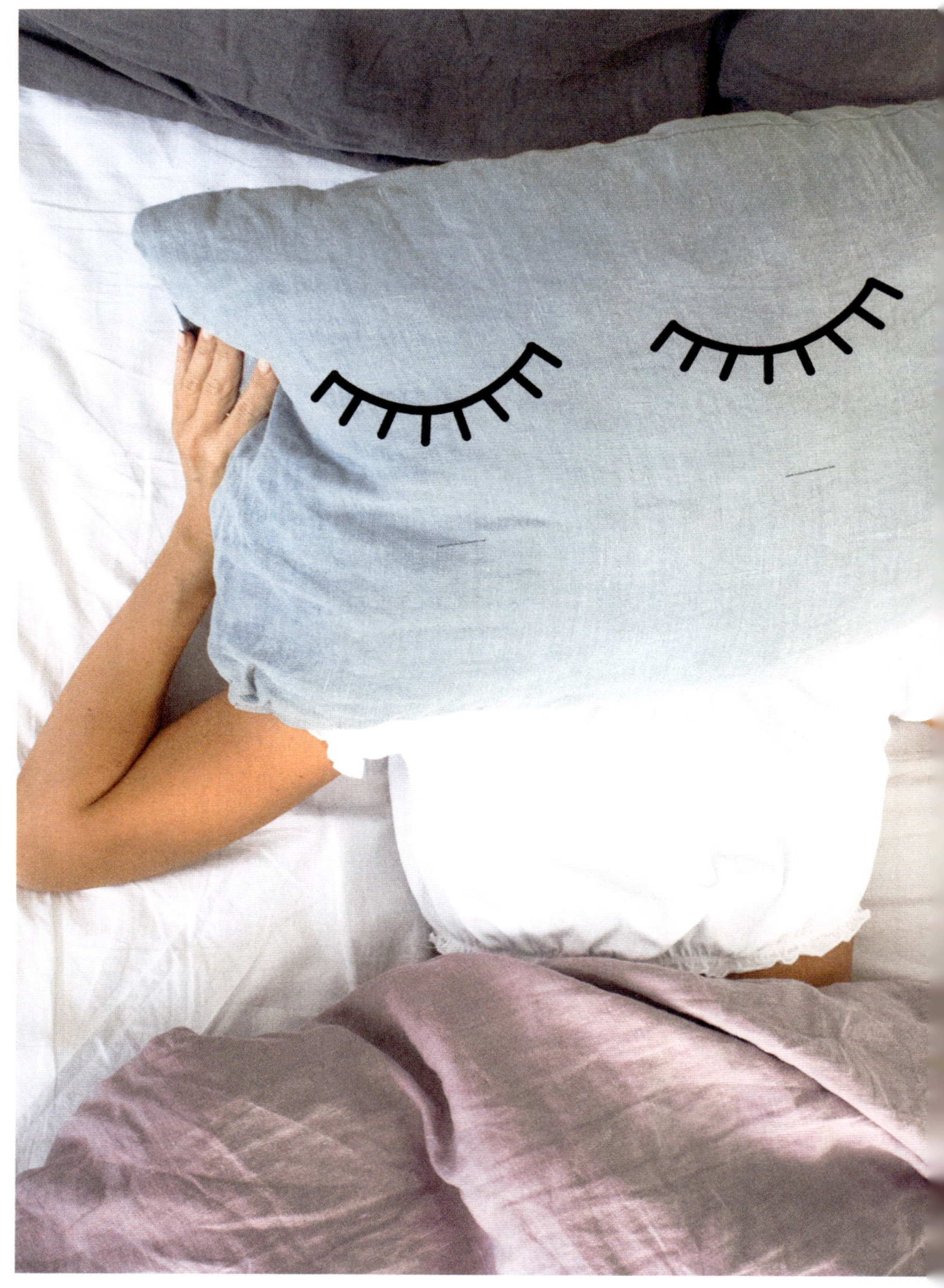

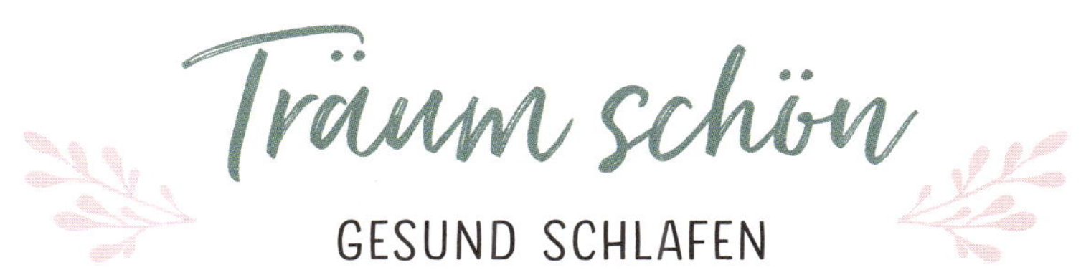

Träum schön

GESUND SCHLAFEN

Entspannung, Ruhe, Erholung, Regeneration – Schlaf ist so viel mehr als die Aufladung unserer Energiereserven, damit wir frisch und voller Power in einen neuen Tag starten können. Schlaf hat einen enormen Einfluss auf unsere körperliche und geistige Gesundheit.

Was passiert im Körper, während wir schlafen?

Im Laufe der Nacht durchlaufen wir während des Schlafs verschiedene Schlafphasen, die sich ungefähr alle 90 Minuten wiederholen. Nach der Einschlafphase folgt ein leichter Schlaf, gefolgt von der Tiefschlafphase und der Traumphase am Ende, auch REM-Phase genannt (Rapid Eye Movement). Während wir in der Einschlaf- und Leichtschlafphase immer gleichmäßiger atmen und unsere Muskulatur mehr und mehr entspannen, finden in der Tiefschlafphase wichtige Regenerationsprozesse statt. Träumen tun wir in der REM-Phase, in der emotionale Sinneseindrücke verarbeitet werden, unsere Gehirnaktivitäten leichter und unsere Augenbewegungen schneller sind.

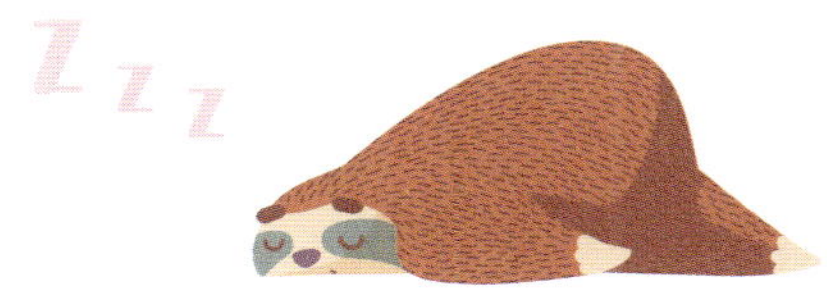

Wie viel Schlaf brauchen wir?

Im Laufe der Evolution ist die Schlafdauer immer weiter gesunken. Heute schlafen Erwachsene in Deutschland im Schnitt etwa sieben Stunden. Empfohlen werden sieben bis neun Stunden pro Nacht. Der Schlafbedarf ist individuell verschieden und zum Großteil genetisch bedingt. Schon geringer dauerhafter Schlafmangel kann sich negativ auf unsere Gesundheit auswirken: auf unsere Konzentration, unsere Leistungsfähigkeit, unsere Stimmung, unser Immunsystem, aber auch durch ein erhöhtes Risiko für Diabetes, Übergewicht, Herz-Kreislauf-Erkrankungen und vieles mehr.

Welche Faktoren haben Einfluss auf unseren Schlaf?

Unsere heutige Zeit ist gekennzeichnet von Zeitmangel und Digitalisierung. Wir kaufen einen "coffee to go" als Wachmacher für zwischendurch, bestellen spät abends noch Essen, sind nonstop auf Smartphone & Co. erreichbar und teilen unser Leben auf Social Media. Doch wie wirkt sich all dies auf unseren Schlaf aus?

Koffein bewirkt, dass wir uns wacher fühlen. Unterschätzt wird jedoch, wie lange es in unserem Organismus verbleibt. Nach etwa fünf bis sieben Stunden ist erst die Hälfte des Koffeins abgebaut, die restliche Hälfte verbleibt noch eine ganze Zeit lang im Körper. Wenn wir also am Nachmittag Kaffee trinken, wirkt das Koffein bis in die nächtlichen Stunden hinein und beeinträchtigt unseren Schlaf. Koffein ist nicht nur in Kaffee enthalten, sondern auch in verschiedenen Teesorten, in Energydrinks, zum Teil in Schokolade oder auch Medikamenten.

Und Essen am Abend?

Etwa drei Stunden vor dem Schlafengehen sollten wir nichts mehr essen, damit unser Körper ausreichend Zeit für die Verdauungsprozesse hat. Leicht verdauliche Speisen sind besser geeignet als schwere, fettige Mahlzeiten.

Ein weiterer Störfaktor eines gesunden Schlafs ist das Licht, genauer gesagt das blaue LED-Licht unserer Bildschirme von Smartphones, Tablets und Laptops. Viele Menschen sitzen noch bis kurz vor dem Schlafengehen davor. Die Folge ist, dass unser Melatoninspiegel, der normalerweise abends bei Dunkelheit ansteigt, gehemmt wird. Melatonin, auch „Schlafhormon" genannt, ist eines der Hormone, das den Tag-Nacht-Rhythmus steuert.

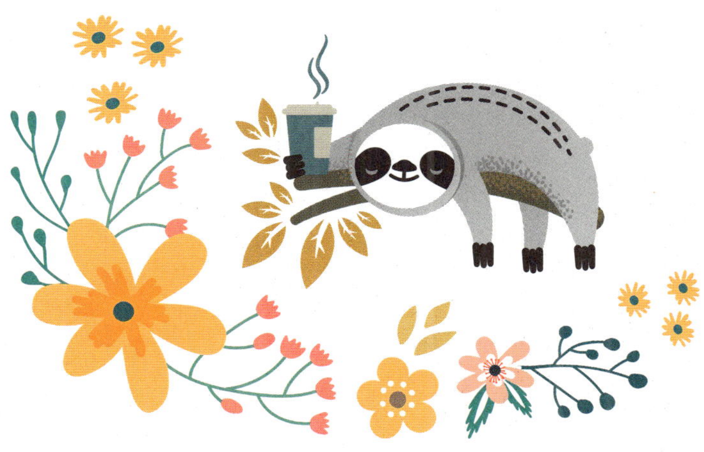

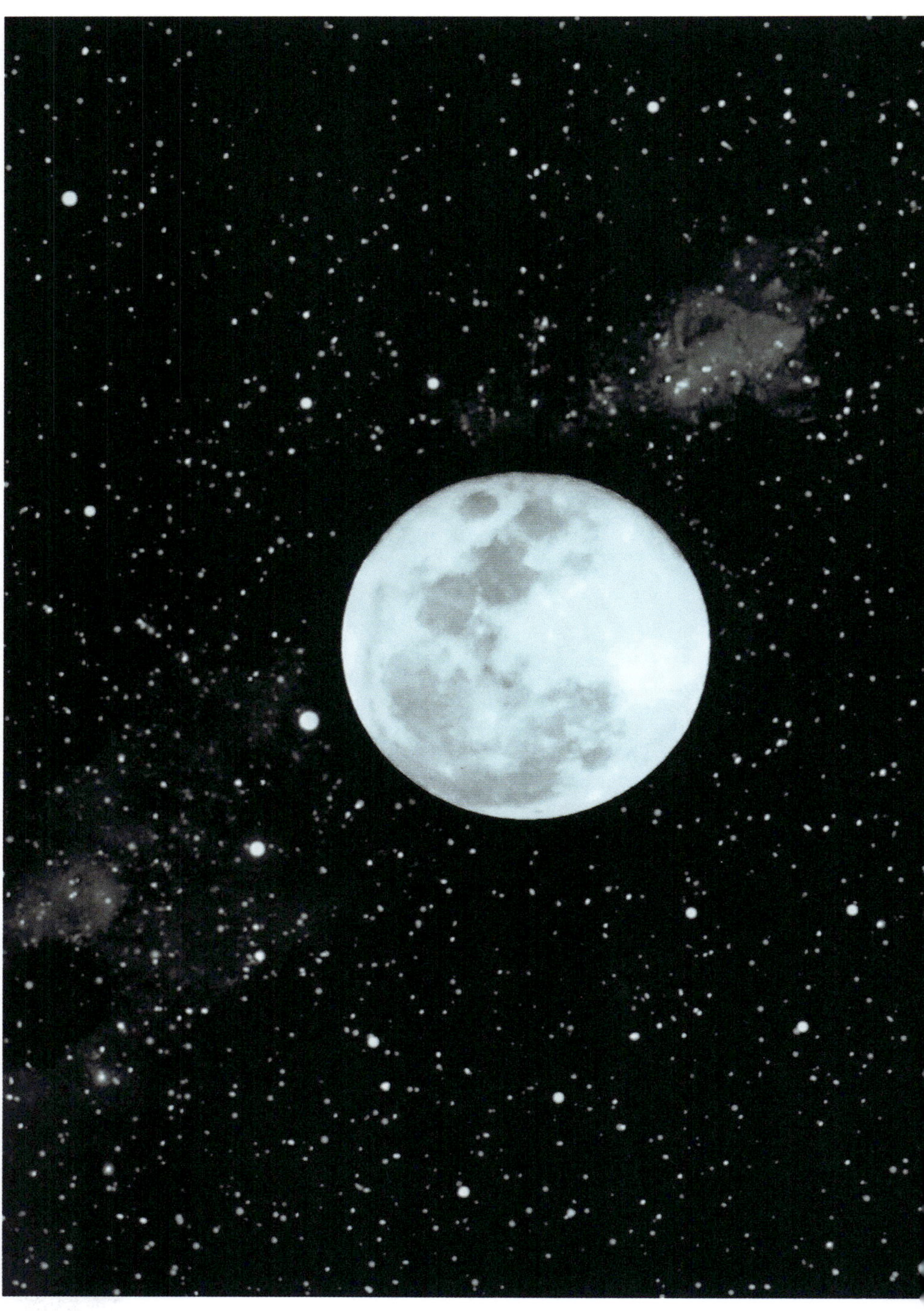

FÜNF TIPPS FÜR BESSERES (EIN)SCHLAFEN:

Gleichbleibender Schlafrhythmus:

Der Mensch ist ein Gewohnheitstier. Am besten jeden Tag zur selben Zeit ins Bett gehen und aufstehen – auch am Wochenende.

Koffein, Alkohol & Co. am Abend meiden:

Die stimulierende Wirkung hält über einige Stunden an und beeinträchtigt die Qualität unseres Schlafs.

Stress reduzieren:

Vor dem Schlafengehen entspannen und zur Ruhe kommen: lesen, meditieren, alle aufkommenden Gedanken und To-dos aufschreiben und den Kopf frei machen.

Bildschirm-Pause:

Mindestens eine Stunde vor der Nachtruhe Handy, Tablet & Co. meiden und nur noch gedämpftes Licht einschalten, sodass die Produktion des Schlafhormons Melatonin erfolgen kann.

Kurze Einschlafzeit:

Wenn man nach 15–20 Minuten noch nicht eingeschlafen ist, besser wieder aufstehen und entspannen, bis man langsam müde wird.

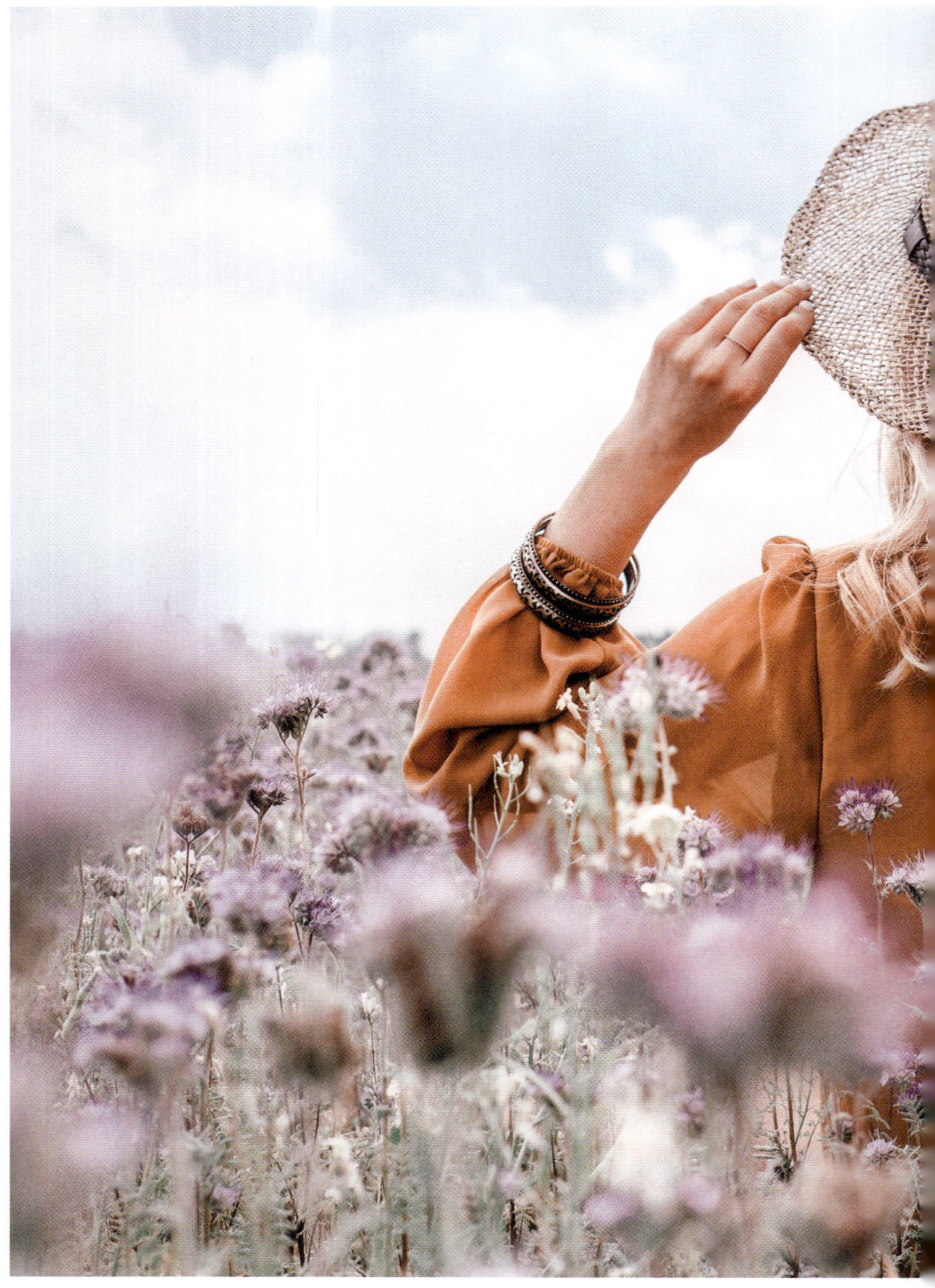

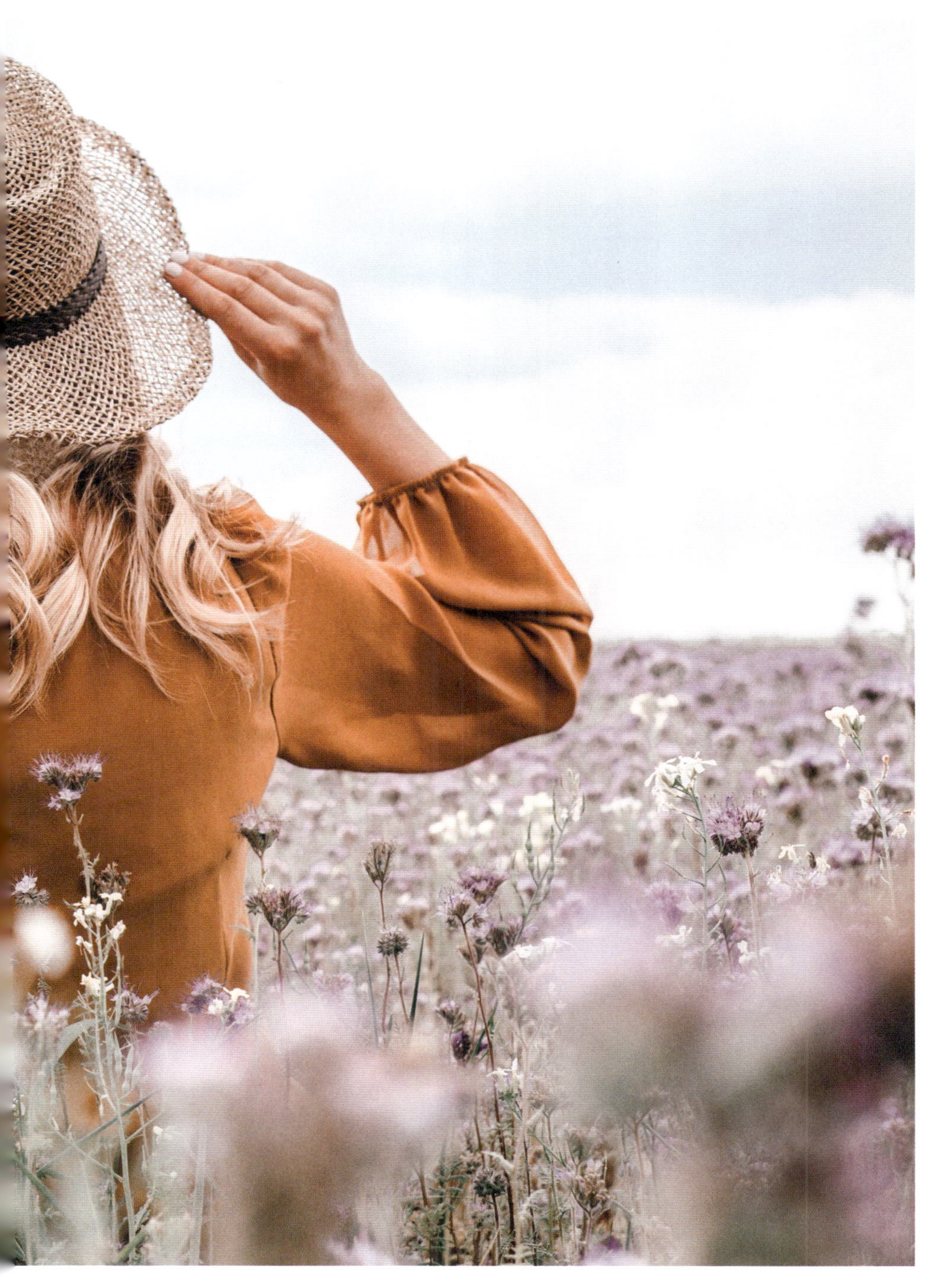

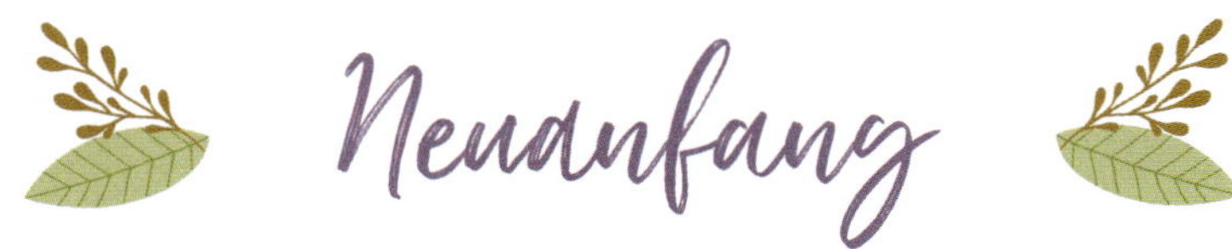

Neuanfang

MEHR WOHLBEFINDEN FÜR JEDEN TAG

Kurz zusammengefasst: Schon kleine Veränderungen in diesen vier Bereichen werden sich positiv auf deine Gesundheit auswirken und darauf, wie du dich fühlst.

1. ERNÄHRUNG

Frisch, möglichst unverarbeitet und abwechslungsreich!
Also viel Gemüse, Obst, Hülsenfrüchte, Getreide, Nüsse und Samen, hochwertige Fette, wenig tierische Produkte.

Am besten regional, saisonal und Bio!
Heimische Lebensmittel aus biologischem Anbau sind gesünder. Tierische Produkte besser seltener, dafür in hochwertigerer Qualität. Der Ethik und Umwelt zuliebe.

Hör auf dich und deinen Bauch. Iss das, was dir guttut!

2. BEWEGUNG

Regelmäßige Aktivitäten unterschiedlicher Intensität!
Neben Sport zählen auch kleine Bewegungen im Alltag wie Treppensteigen, Spaziergänge etc.

Finde deine Lieblingsaktivität, die es dir leicht macht, dranzubleiben.

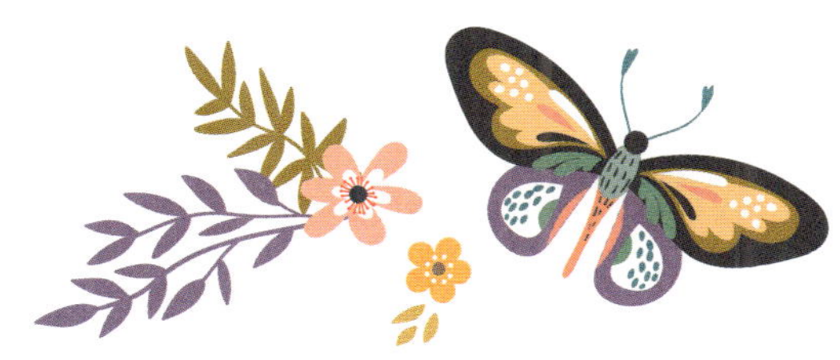

3. GEDANKEN & GEFÜHLE

Regelmäßige Momente der Ruhe und Entspannung!
Mit Achtsamkeit und Meditation im gegenwärtigen Moment sein,
alles loslassen.

Gedanken-Power: positiv, optimistisch, mitfühlend!
Mit der Kraft der Gedanken seine Gefühle steuern und sein Leben
verändern.

Nimm achtsam wahr und gehe bewusster durch deinen Tag.

4. SCHLAF

**Ein gleichbleibender Schlafrhythmus und täglich sieben bis
neun Stunden Schaf!**

Regeneration für Körper und Geist.

*Eine entspannende Abendroutine hilft, dich auf eine
erholsame Nachtruhe vorzubereiten.*

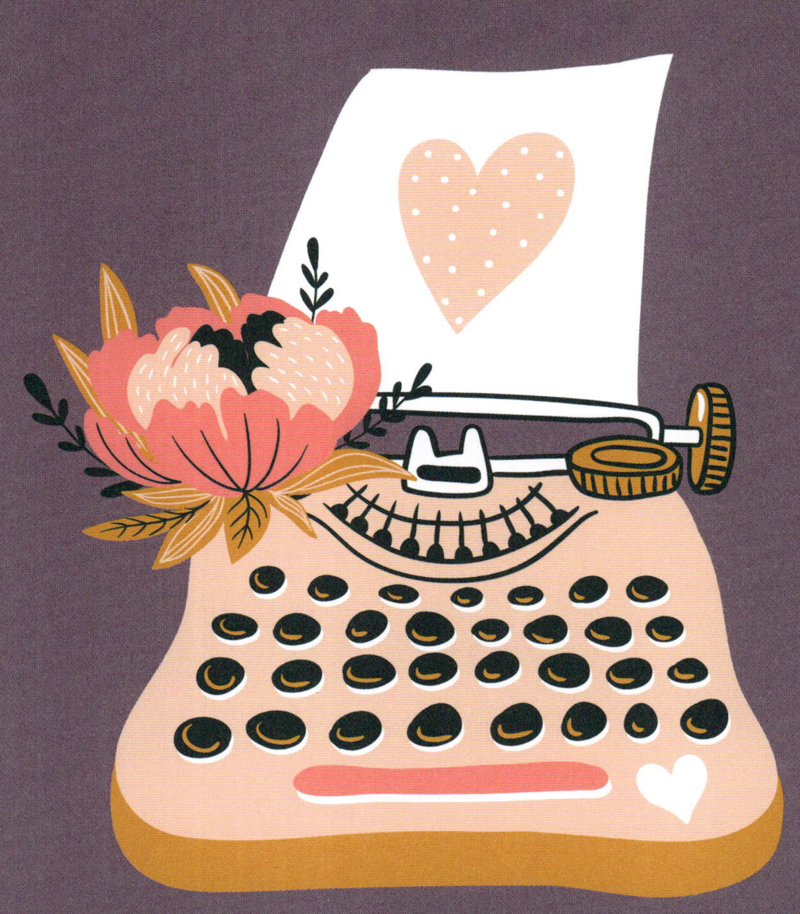

Zwei-Wochen-Detail-Check

MEIN ERNÄHRUNGSTAGEBUCH

In das Ernährungstagebuch trägst du alle täglichen Mahlzeiten, Snacks und dein Körpergefühl nach dem Essen ein. Dadurch entwickelst du ein achtsameres Bewusstsein für deinen Körper und deine Ernährung.

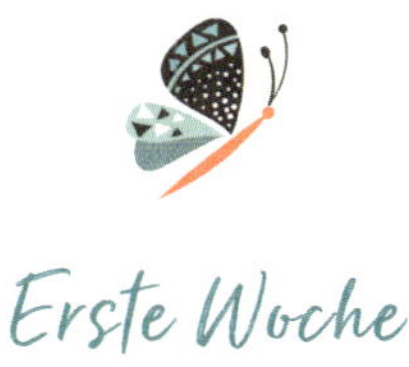

Erste Woche

MONTAG

DIENSTAG

MITTWOCH

Zweite Woche

MONTAG

DONNERSTAG

FREITAG

SAMSTAG

SONNTAG

Meine neuen Wohlfühlmomente im Alltag

Geschafft! Du hast deine ersten Schritte hin zu neuen Gewohnheiten gemacht und bist auf deinem Weg zu einem gesunden Ich ein ganzes Stück weitergekommen. Die folgende Übersicht hilft dir dabei, auch zu einem späteren Zeitpunkt immer mal wieder zu schauen, was du schon alles erreicht hast.

Und nicht vergessen:
Es geht um die richtige Balance, nicht um 100 Prozent.

Ernährung: Mein neuer gesunder Speiseplan.

Bewegung: Meine regelmäßigen körperlichen Aktivitäten.

Achtsamkeit: Meine Gedanken-Auszeiten.

Schlaf: Meine Abendroutine. Meine Schlafenszeit.

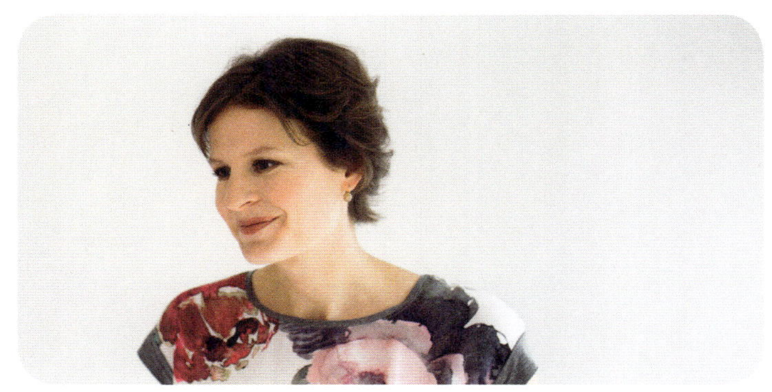

© 2020 arsEdition GmbH, Friedrichstr. 9, 80801 München
Alle Rechte vorbehalten

Text: Silke Cuypers, raukenherz.de
Gestaltung: Marielle Enders, itsme-design.de

Unter Verwendung von Bildmaterial von
Shutterstock.com / indra-east; dromp; elenabsl; Colorlife; Saulyak Sergey; progressman;
Yulia Grigoryeva; photoLiya.ua; YUTHANA CHORADET NESS; Denys Bogdanov; Irina
Rostokina; TanyaJoy; Olena Kondratenko; Foxys Forest Manufacture; HealthyLauraCom;
Alenka Karabanova; progressman; Ann.and.Pen; Peter Nolten; Elyutina Polina; Olga
Zakharova; Jemastock; Ku_suriuri; Liliana Danila; Tartila; MG Drachal;
Silke Cuypers; Marielle Enders

ISBN 978-3-8458-3668-3
1. Auflage

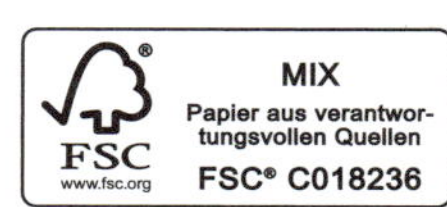